主编简介

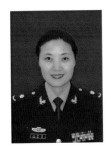  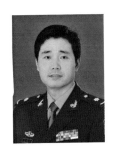

U0227408

王淑君

申传安

解放军总医院第一附属医院烧伤整形科护士长、主任护师。从事烧伤护理近30年，在危重烧伤护理、批量伤护理、心理护理、专科护理管理、感染控制等方面积累了丰富的经验。

中国医药教育协会烧伤专业委员会副主任委员、北京市护理学会伤口造口失禁专业委员会副主任委员、中国研究型医院学会烧创伤修复重建与康复专业委员会常委兼护理学组组长、北京市中西医结合学会烧伤专业委员会委员、中华护理学会伤口造口失禁专业委员会专家库成员。

全国三八红旗手、北京市海淀区护理服务杰出贡献奖。

解放军总医院第一附属医院烧伤整形科主任、主任医师，教授，美国哈佛医学院博士后、访问学者，中央军委保健委员会会诊专家，国家卫生应急处置指导专家，国家重点研发计划重点专项课题负责人，国际烧伤协会"Young Investigator Prize"奖获得者。

中华医学会烧伤外科学分会副主任委员、中国医药教育协会烧伤专业委员会主任委员、北京中西医结合学会烧伤专委会主任委员、中国研究型医院学会烧创伤修复重建与康复专业委员会常务副主任委员、中国医师协会烧伤科医师分会常委、解放军烧伤医学专业委员会常委。

全国杰出青年岗位能手。荣立个人二等功2次、三等功2次。

解放军总医院第一附属医院烧伤整形科
科室简介

　　解放军总医院第一附属医院（原304医院）烧伤整形科的前身是解放军总医院烧伤科，始建于1958年，是国内组建最早的烧伤专科之一。现为国家重点学科、北京市重点学科、全军烧伤研究所、全军重中之重建设学科、国家临床重点专科。学科以危重烧伤、批量烧伤、电击伤、小儿烧伤、老年烧伤、慢性难愈性创面等救治和烧伤后整形、康复为特色。科室现有编制床位202张，医生59名，护士107名，其中高级职称19名，硕士以上学历29名，有出国留学经历者十余名。目前每年收治来自国内外的烧伤、整形患者6000余名，年均门急诊量6万余人次，累计收治患者逾7万例，烧伤患者治愈率达99.5%，半数治愈面积LA50达98%，烧伤救治成功率居国际领先水平。学科始终坚持临床与科研相结合，取得了国家科技进步一等奖、国家技术发明二等奖、国家科技进步二等奖、军队医疗成果一等奖、中华医学科技一等奖、北京市科学技术一等奖等一系列高等级的创新研究成果，获得国家和香港发明专利、实用新型专利42项；在国内外学术期刊发表论文1000余篇，其中SCI收录100余篇，主编、副主编（译）出版学术专著27部。学科长期担负党和国家、军队领导人的医疗保健任务，以及国家、军队重大突发事件的战备应急救治任务，被公认为我国重大突发事件救治和重大活动卫勤保障的指导单位及重点支持单位。

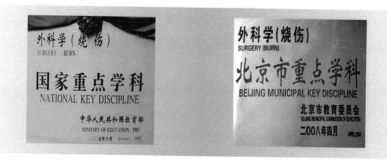

烧伤 冻伤 糖尿病足病护理500问

主 编 王淑君 申传安

编 者 （按姓氏笔画排序）

马春亭 王 鑫 王淑君 邓虎平

申传安 冯 光 孙天骏 李大伟

李方容 李东杰 杨林娜 宋喜鹤

张 玲 张 琳 张 燕 周 体

祝红娟 程文凤 鲁虹言 曾登芬

蔡建华

绘 画 侯佳宜 王 欢

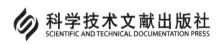

科学技术文献出版社
SCIENTIFIC AND TECHNICAL DOCUMENTATION PRESS

·北京·

图书在版编目（CIP）数据

烧伤、冻伤、糖尿病足病护理500问 / 王淑君，申传安主编. —北京：科学技术文献出版社，2018.1

ISBN 978-7-5189-3368-6

Ⅰ.①烧…　Ⅱ.①王…　②申…　Ⅲ.①烧伤—护理—问题解答　②冻伤—护理—问题解答　③糖尿病足—护理—问题解答　Ⅳ.① R473.6-44　② R473.58-44

中国版本图书馆 CIP 数据核字（2017）第 234735 号

烧伤 冻伤 糖尿病足病护理500问

策划编辑：马永红　　责任编辑：马永红　　责任校对：张吲哚　　责任出版：张志平	
出　版　者	科学技术文献出版社
地　　　址	北京市复兴路15号　　邮编　100038
编　务　部	(010) 58882938，58882087（传真）
发　行　部	(010) 58882868，58882874（传真）
邮　购　部	(010) 58882873
官 方 网 址	www.stdp.com.cn
发　行　者	科学技术文献出版社发行　全国各地新华书店经销
印　刷　者	虎彩印艺股份有限公司
版　　　次	2018 年 1 月第 1 版　2018 年 1 月第 1 次印刷
开　　　本	710×1000　1/16
字　　　数	208千
印　　　张	14.5　彩插2面
书　　　号	ISBN 978-7-5189-3368-6
定　　　价	48.00元

前　言

烧伤和冻伤是战争时期和日常生活中常见的损伤现象，我国每年烧伤、冻伤患者达 1000 余万人次，烧伤或冻伤后不仅影响容貌，还可造成不同程度的功能障碍，给患者造成极大的身体创伤和心理创伤。如果人们了解烧伤和冻伤发生的常见原因，灾难就可避免或减少；如果在发生意外时，知道自救、互救等急救措施，意外损伤就会降低；如果了解烧伤和冻伤后常用的治疗护理方法、注意事项，治疗效果就会显著提高；如果能掌握功能、容貌、心理康复的常用方法，患者就可以身心健康地回归社会。

根据中国糖尿病协会 2010 年的调查，我国已成为糖尿病第一大国，而糖尿病足病是糖尿病常见的并发症之一。文献报道 12% ~ 25% 的糖尿病患者在其一生中会发生足部溃疡。糖尿病足病患者，轻者感觉下肢发凉、麻木，腿抽筋，间歇性跛行；严重者会发生休息时的下肢持续性疼痛，更有甚者会发生肢体发黑、溃疡、坏死。根据不完全统计，糖尿病足病的截肢率高达 26.4%，位居非外伤性截肢之首。如果人们自我保健意识和糖尿病足病认知有所提高，如果全社会都参与加大对其知识的宣教力度，鼓励患者定期体检，早发现，早干预，就会极大地减少糖尿病足病的发生或者延缓糖尿病足病的病情发展，从而有效减少截肢率。

随着烧伤外科学的快速发展，我国大部分烧伤科病房收容对象由单一烧伤患者扩展为烧伤、冻伤等各种皮肤软组织外科如糖尿病足病等慢性创面患者。鉴于此，解放军总医院第一附属医院王淑君主任护师、申传安主任医师组织编写了《烧伤　冻伤　糖尿病足病护理 500 问》，本书既汇集了烧伤、冻伤、糖尿病足病的病因防治及护理常识，又融入了编者丰富的临床护理经验，内容全面而实用。希望它能够成为临床护士健康宣教的小帮手，成为广大人民群众预防意外伤害、减轻病痛、更好生活的良师益友！

目　录

第一部分　烧伤护理

烧伤基础知识

烧伤急救与护理

烧伤治疗与护理

烧伤创面处置与护理

特殊部位烧伤治疗与护理

特殊原因烧伤治疗与护理

特殊人群烧伤治疗与护理

烧伤康复治疗与护理

烧伤患者心理护理

烧伤患者的健康教育

第二部分　冻伤护理

第三部分 糖尿病足病护理

第四部分　专科常用仪器设备

第一部分

烧伤护理

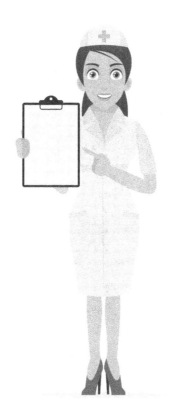

烧伤基础知识

1. 人体皮肤有哪些组织结构?

皮肤是人体最大最重要的器官,全身皮肤占人体体重的 4% ~ 6% ,连同皮下组织为体重的 15% ~ 17% ,同属生命脏器。根据皮肤的解剖结构,皮肤由表皮、真皮、皮肤附件组成。表皮由角质层、透明层、颗粒层、棘细胞层和基底细胞层(即生发层)组成。真皮由浅层(即乳头层)、深层组织组成。附件包括汗腺、皮脂腺、毛囊等皮肤的附属结构。

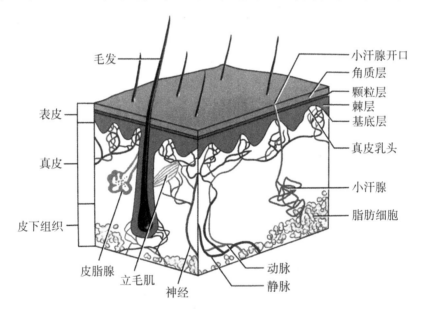

2. 人体皮肤有哪些功能?

皮肤覆盖于人体表面,且与外界直接接触,皮肤具有以下功能。

(1)保护和防御功能:皮肤是人体重要的天然屏障,具有柔韧性,对外界较轻的摩擦、冲击和牵拉有一定保护作用。皮肤表层有一种己烷溶脂物质和水分乳化形成的脂膜，可以保护和防止体内水分的蒸发，以保持皮肤的柔软度。同时，完整的皮肤可以防止细菌的侵入。

（2）感觉功能：皮肤存在丰富的感觉神经末梢，使皮肤产生触觉、压力觉、冷觉、热觉等感觉。

（3）调节体温作用：皮肤有大量冷、热、痛、触觉等感受器，丰富的血管网及汗腺。皮肤靠保温和散热维持调节体温，保温是通过血管的收缩及皮下脂肪，减少热的辐射和蒸发，达到保温作用。

（4）呼吸功能：主要通过汗孔呼吸。

（5）吸收功能：通过角质细胞，经表皮到达真皮，由于脂溶性物质及激素类物质容易被吸收，故应注意药物被吸收引起的中毒。

（6）分泌和排泄功能：汗腺分泌汗液，皮脂腺分泌皮脂，皮肤通过出汗排出体内代谢产生的废物。

（7）代谢功能：皮肤有很强的分裂增殖、新陈代谢能力。

3. 皮肤有哪些散热方式?

皮肤散热主要通过以下方式。

（1）辐射散热：皮肤内毛细血管的扩张。

（2）蒸发散热：主要是汗腺蒸发出汗，为散热调节的重要途径。

（3）传导作用：将机体的热量直接传给同其接触的较冷物体的一种散热方式。

（4）对流作用：通过空气传导机体接触气体时的一种散热方式。

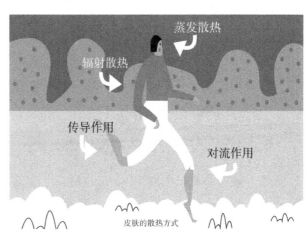

皮肤的散热方式

4. 人体不同部位皮肤有哪些差异？

（1）同一个体，不同部位皮肤厚度不同。一般足底、肩背部、掌趾等处皮肤较厚，而身体内侧、手背、耳后、眉间、眼睑等处皮肤较薄，故同一条件致伤，烧伤的深度有所不同。

（2）皮肤厚度与年龄、性别、职业等因素有关。一般小儿、老年皮肤较薄，女性比男性皮肤薄，脑力劳动者较体力劳动者皮肤薄。皮肤厚处烧伤后愈合能力较强。

（3）皮肤分层与皮肤厚度有关。厚的皮肤表皮最厚，可分为生发层、透明层、角质层，有的生发层又分为棘细胞层和基底细胞层；而薄的皮肤如面部和腹部等部位的皮肤，有的只有生发层、角质层。皮肤的再生主要依赖生发层的存在。

5. 皮肤在机体代谢方面有哪些作用？

（1）完整的皮肤对水分有调节作用，皮肤表面存在脂类藻膜，可以减少水分的蒸发。

（2）皮肤是水和电解质的储存库，皮肤含水量占机体的 18% ~ 20%，含量最多的无机盐是氯化钠，当机体缺水时皮肤可以供给水分。

（3）皮肤在肾、肺出现疾患时，可以代替它们排泄水分及部分有毒物质。

（4）皮肤参与一些蛋白质、糖、脂肪等的代谢。

（5）皮肤能够合成维生素 D。

6. 烧伤后皮肤有哪些病理生理改变？

热力对局部皮肤及组织造成的损伤，表现为水肿和炎症，蛋白质凝固、脱水、炭化等。损伤区域由受热中心向外分为三个区，即中心部位为凝固区，中间为淤滞区，外周为充血区。凝固区组织完全坏死，为不可逆损伤；淤滞区血循环淤滞，局部组织损伤为可逆性，如治疗得当，有希望转为正常组织，如治疗不当，会导致水肿、坏死；充血区是组织细胞对损伤的炎症反应，表现为充血、水肿，该区毛细血管大量开放、扩张，炎症细胞向损伤中心趋化，并释放生长因子，进而调节创面的愈合过程。

7. 烧伤后机体有哪些病理生理改变？

（1）炎症反应：严重烧伤是一种严重创伤，可引起非感染性全身炎症反应，导致免疫细胞产生大量细胞因子，并随血循环在全身各处作用于相应靶细胞，发生病理改变。现已发现很多细胞因子，已达共识的有三种，即TNF－α、IL－1、IL－6。

（2）组织缺血缺氧，细胞水肿：烧伤造成直接损伤可引起化学递质的释放，如组胺、5－羟色胺、激肽、血小板激活因子等，也可由细胞因子作用于靶细胞直接引起。其结果是导致全身小血管通透性增加，体液丢失；心功能损伤，循环功能下降；肺功能损伤，气体交换功能受损。最终导致组织缺血、缺氧，细胞代谢障碍，细胞内水肿，严重者出现休克，多脏器功能衰竭等。

（3）机体对损伤和休克做出的反应，使交感神经兴奋，副交感神经抑制，异常的神经反射造成血管收缩，心率加快，同时引起胃肠功能紊乱，甚至发生肠麻痹。由于休克引起血管加压素、醛固酮及儿茶酚胺分泌和释放的增加，导致机体血管收缩、水钠潴留，造成全身血容量负荷过重，进而引起水肿。

8. 为什么烧伤患者会死亡？

小面积的烧伤仅是皮肤组织的损伤，当烧伤面积广泛并达到某种深度时，即成为一种全身性疾病。大面积深度烧伤后出现的严重休克、复杂的感染，在病情发展过程中会出现水、电解质、免疫功能、营养代谢紊乱，内脏损伤及面临组织移植等医学问题。烧伤休克是早期危及生命的主要原因，烧伤全身感染是烧伤创面未愈合前始终存在的危及生命的主要原因。除此之外，吸入性损伤、肺部并发症、脑水肿、消化道应激性溃疡等也会危及患者生命。

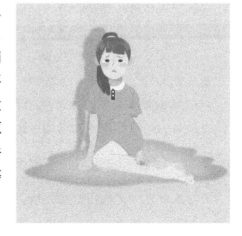

9. 烧伤后引起脑水肿的常见原因?

(1) 烧伤合并颅脑损伤,尤其是合并脑挫伤。

(2) 烧伤后出现窒息,呼吸、心搏骤停或严重吸入性损伤后出现低氧血症,二氧化碳蓄积。

(3) 长期低血压、休克引起脑血流灌注不良。

(4) 单位时间内过快输入不含电解质溶液或低钠血症处理不当引起水中毒。

(5) 输液量控制不当,合并急性肾功能不全。

10. 为什么烧伤后会出现微循环障碍?

烧伤热力的作用及神经内分泌系统化学递质释放等因素导致微血管通透性增加,大量液体外渗,血液浓缩、组织细胞损伤及创面坏死产物作用使得组织间渗透压增大,组织间液生成增多。临床表现主要为组织肿胀,尤其是在头面颈部等毛细血管丰富的部位。

11. 为什么烧伤后会出现血容量及电解质改变?

烧伤后出现血容量及电解质改变,主要是机体血容量减少,水、电解质平衡失调,酸碱平衡失调。具体原因如下。

(1) 机体血容量减少:烧伤后大量血浆样液体渗出,是血容量减少的直接原因。血容量减少加重微循环障碍,微循环的持续缺血缺氧导致微小动脉舒张而微小静脉收缩,使血液淤滞于微循环中,导致回心血量、机体的有效循环血量进一步减少。

(2) 水、电解质平衡失调:由于烧伤后血管通透性增加,创面水分大量蒸发丢失,引发脱水、低钠、高钾等。

(3) 酸碱平衡失调:常见于严重烧伤后,由于组织灌流不足,细胞缺血缺氧,酸性代谢产物增加所致的代谢性酸中毒。

12. 什么是缺血再灌注损伤?

缺血再灌注损伤指组织缺血一段时间,血流重新恢复后,组织损伤较缺血时进一步加重,器官功能进一步恶化的综合征。有学者认为缺血再灌注损伤主要是体内氧自由基生成增多所导致的组织损伤。

13. 严重烧伤后，呼吸系统有哪些病理改变？

患者在烧伤同时，因直接吸入热气或其他有害气体致使呼吸道烧伤或严重烧伤引起呼吸系统的并发症，导致呼吸功能不全。常引起以下变化。

（1）上呼吸道：咽喉部黏膜充血和水肿、声门水肿，甚至黏膜出血、糜烂、表面有渗出，黏膜坏死脱落、形成溃疡。

（2）气管及支气管：黏膜水肿、溃疡、坏死脱落。

（3）肺部：病理改变主要表现为肺水肿（肺间质和肺泡）、肺出血、血管内微血栓形成、肺不张等。其中，肺水肿最为明显，常为吸入性损伤致死的主要原因。

（4）急性呼吸窘迫综合征（acute respiratory distress syndrom，ARDS）：这是在治疗过程中，由于感染造成的肺部并发症，以进行性加重的缺氧和呼吸困难为特征的一组综合征。其病理改变主要表现为肺水肿、出血、肺不张等，从而导致肺的通气和换气功能障碍，不能正常扩张和回缩，影响气体交换。

14. 严重烧伤后，泌尿系统有哪些病理改变？

泌尿系统的变化主要表现为肾的病理改变。严重烧伤早期，临床上可见患者有少尿、尿液浓缩、血红蛋白尿等症状体征，若经过补液等抗休克治疗仍未得到改善，随着病情的进展可出现无尿，继而发展为急性肾衰竭。这是烧伤后的严重并发症，亦是烧伤死亡的主要原因之一。

病理变化：烧伤后由于大量血浆样液体渗出，使血容量减少，导致全身有效循环血量不足，肾血流量减少，特别是肾皮质血流量的减少，肾小球滤过率下降，会出现醛固酮及抗利尿素等分泌失调，最后发生急性肾衰竭。

15. 严重烧伤后，心脏功能有哪些病理变化？

烧伤后由于大量血浆样液体渗出，使血液浓缩，血量减少，发生低血容量休克，从而使循环机能紊乱，心脏功能受到影响。最显著的是烧伤后血流动力学的变化，表现为循环血量减少，心排血量不足，血氧饱和度降低，代谢率增高；烧伤后的神经和体液反应引起小血管收缩，血浆流失使血液黏度增加，致使外周阻力增加，从而增加心脏的负荷。因缺氧而出现乏氧代谢，使心肌中乳酸含量增高，三磷酸腺苷减少导致心肌收缩无力；因低血容量、酸中毒，导致心肌灌注不良，心肌收缩乏力，电解质紊乱，出现低血钾致使心肌兴奋性增高，出现心率增快、脉搏细速等一系列临床表现。

16. 烧伤患者心力衰竭常见的诱因有哪些？

烧伤后心功能不全的主要原因包括：烧伤早期急性血容量减少；烧伤后快速补液导致急性循环血量增多；心包积液，胸腔内积血、积液、积气等使心室舒张受限；烧伤后因缺氧、输入血管收缩药物使周围血管收缩，外周阻力增高；烧伤后期并发感染；烧伤后期出现严重心律失常。

17. 严重烧伤后，消化系统有哪些病理变化？

严重烧伤后，患者的消化系统病变是常见的。临床所见患者多有食欲缺乏、恶心、呕吐、腹胀、腹泻、呕吐物中带血、大便为黑便等，通过胃镜、肠镜检查可见胃肠黏膜充血、水肿，慢性炎症反应，有散在的出血点、出血斑，部分患者有黏膜糜烂溃疡形成。

病变的出现是由于烧伤所致胃肠道血流量减少，使胃液、胃酸分泌减少，胃内消化酶急剧下降、糜烂、溃疡的形成，多因胃黏膜缺血、缺氧引起的一种应激导致的非特异性病变，临床称之为应激性溃疡；严重烧伤时，由于交感神经兴奋，腹腔小血管收缩又可引起肠黏膜缺血，肠黏膜屏障（机械、生物、免疫屏障）受损，容易导致细菌及内毒素移位，引起肠源性感染，严重者可出现肠麻痹；肝脏也因循环障碍引起缺氧或中毒，肝细胞出现充血、水肿、变性坏死，使得肝功能异常，转氨酶可自破坏的皮肤与肌肉组织中释放。

18. 大面积烧伤后为什么容易引起应激性溃疡？

应激性溃疡为应激原所引起的急性胃肠黏膜表面糜烂、点状出血和浅表性溃疡，一般无典型的临床症状，常常因发生上消化道出血或经纤维胃镜所发现。应激性溃疡大多发生于严重烧伤患者，尤其是重度休克、延迟复苏、严重感染的患者，最早可发生在烧伤后 48 小时内。应激性溃疡是由应激原诱发的急性胃肠黏膜损伤，而少有或没有炎症的特点。目前对应激性溃疡的病理生理学认识仍然不是十分清楚。多种因素涉及烧伤应激性溃疡的发病，如损伤的胃黏膜灌流是黏膜溃疡形成的影响因素之一，继发于胃黏膜血流量下降的黏膜保护机制障碍也是发病学中的因素。

19. 何为肠系膜上动脉综合征? 临床表现是什么?

肠系膜上动脉综合征（SMAS）是指十二指肠水平部受肠系膜上动脉压迫所致的急、慢性肠梗阻，亦称十二指肠血管压迫综合征、良性十二指肠淤滞症或 Wilkie 综合征。其特点是胃、十二指肠球部和降部扩大及内容物潴留。临床表现以反复发作的餐后恶心、呕吐、腹痛和腹胀为主。肠系膜上动脉综合征是严重烧伤后较少发生的并发症，其发病率不足 1%。

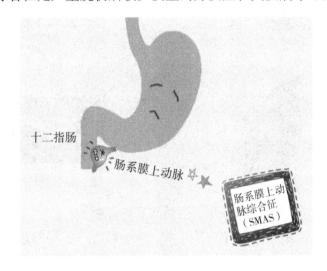

20. 如何预防烧伤患者发生肠系膜上动脉综合征?

十二指肠位于腹主动脉和肠系膜上动脉形成的夹角中，严重烧伤患者因长期平卧，超高代谢，负氮平衡，严重消瘦，肠系膜及腹膜后脂肪减少，结缔组织支撑力减弱，使腹主动脉和肠系膜上动脉夹角变小，肠系膜上动脉嵌压后面的十二指肠水平部出现梗阻症状。因此，预防烧伤患者发生肠系膜上动脉综合征的主要措施是全面重视大面积烧伤患者营养治疗及护理，定时监测患者营养指数及体重变化。

21. 大面积烧伤后会有哪些代谢改变?

大面积烧伤后，会引起机体的高代谢状态，主要表现为体温升高、氧耗量增加、代谢率增加、糖酵解增强、蛋白质分解代谢增强、脂解作用增强等，并常伴有电解质和微量元素的消耗与代谢紊乱。

22. 烧伤的原因及种类有哪些?

烧伤的原因为热力、某些化学物质、电流及放射线所致皮肤或其他组织的损伤。按不同的致伤因素，烧伤种类可分为以下几类。

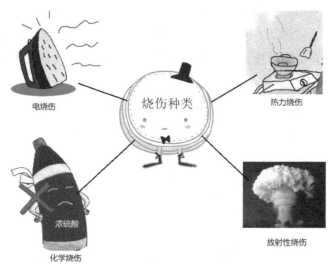

（1）热力烧伤：多见于日常生活和意外事故。

（2）化学烧伤：由化学物质（酸、碱、磷等）引起的意外事故多见。

（3）电烧伤：多因违反操作规程或缺乏用电知识而发生的意外事故。常见两种原因：①电接触性烧伤（又称电击伤）：人体某部位触电后，电流通过人体而致伤，其烧伤部位有进口和出口。②电弧烧伤（又称电火花烧伤）：人体接近高压电后，瞬间产生的电弧和衣服接触后引起燃烧而致烧伤。

（4）放射性烧伤：战时使用原子弹、氢弹，在核爆炸时，所落下灰尘沾染皮肤，由于清洗不彻底、不及时而引起的烧伤；平时，由于操作不当，不重视防护，或意外事故的发生，都可以发生放射性损伤，如 X 线、^{60}钴、加速器、放疗患者医源性损伤、核电站爆炸意外事故等。

23. 常见的热力烧伤有哪些?

热力烧伤以火焰烧伤和热水、热液烫伤最为常见。例如，失火、易燃物品着火（汽油、酒精等）或爆炸（锅炉、砖窑等）、高温金属（钢、铁等）、沸水、沸油、热蒸汽、烫粥等。严格地讲，凡热液（水、汤、粥等）所致损伤均称为烫伤。

24. 多高的温度可致热力烧伤?

热水、热液的温度达到47℃，人体皮肤即有痛的感觉；如果超过55℃，皮肤组织则已经损伤。火焰致伤的温度，平时为200～600℃，火灾时达1000℃以上，战时使用的燃烧性武器可达1000～3000℃高温。

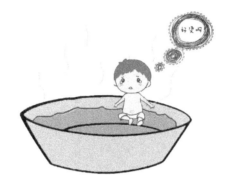

25. 常见的化学烧伤有哪些?

化学烧伤以强酸强碱多见。常见的强酸有硫酸、硝酸、盐酸、氢氟酸、三氯醋酸、氢氰酸和甲酸等。强酸可致蛋白质变性、凝固、沉淀，并有极强的腐蚀作用。碱性物质中常见的有氢氧化钾、氢氧化钠、氢氧化钙、氨水和石灰等。

26. 如何计算成人烧伤面积?

烧伤面积是指人体皮肤被烧伤的部位占全身体表面积的多少。目前我国推行较多的常用方法为"新九分法"和"手掌法"。

（1）新九分法：新九分法是将人体从头至脚的体表面积分为若干个9%，作为烧伤面积的百分数。此法是国内不少烧伤专家根据人体体表面积进行的纸裱法实测（即将人体表面积用纸裱糊，待干后，按体表解剖界线剪下，进行实际面积测量），然后用统计学处理并简化为计算公式：全身体表面积定为100%，其中头颈部为9%（一个九）、双上肢为18%（二个九）、躯干（包括会阴）为27%（三个九）、双下肢（包括臀部）

为 46%（五个九 +1），共计 11 个 9%，再加 1%。详见表 1。

表 1 烧伤面积新九分法

区域	部位	占成人体表面积（%）
头颈	发部	3
	面部	3
	颈部	3
双上肢	双手	5
	双上臂	6
	双前臂	7
躯干	躯干前	13
	躯干后	13
	会阴	1
双下肢	双臀	5
	双大腿	21
	双小腿	13
	双足	7

注：成年女性臀部和双足各占 6%。

为便于计算和记忆，临床还总结出新九分法面积估计口诀，即三三三、五六七，躯干前后二十七，两侧臀部一个五，七加十三，二十一。

（2）手掌法：用患者自己的手掌测量其烧伤面积。此种方法是按照纸裱实测结果，人手的面积占体表面积的 2.5%，不论年龄或性别，若将五指并拢，单掌的掌面面积为 1%。此法适用于小面积烧伤的估计，但要注意应以患者自己的手为标准。

27. 计算烧伤面积时应注意什么？

（1）烧伤总面积的计算，不包括Ⅰ度烧伤。

（2）烧伤面积的计算，应分别注明浅Ⅱ度、深Ⅱ度、Ⅲ度和Ⅳ度烧伤面积，以便判断烧伤严重程度，供治疗时参考。

（3）计算方法要灵活应用。对于小面积、散在的烧伤创面一般应用手掌法，而较大面积、集中的烧伤创面一般应用新九分法。

（4）对于大面积烧伤，为便于计算，一般先计算健康皮肤面积，再用百分之百减去健康皮肤面积比例即为实际烧伤面积。

（5）烧伤面积计算只是粗略估计，一般以整数记录。小数点后数字四舍五入，面积不足1%者计算为1%。

28. 烧伤深度是如何划分的?

烧伤深度不同创面外观呈现不同的表现，但深度应以病理概念为基础。三度四分法已经不能适应国际烧伤救治的发展，我国于2004年第七届全国烧伤会议，中华医学会烧伤外科学会重新修订了烧伤深度的评判标准，即四度五分法。

Ⅰ度烧伤：损伤表皮浅层，包括角质层、透明层、颗粒层，有时可伤及棘细胞层，但生发层健在，再生能力活跃。

浅Ⅱ度烧伤：损伤表皮深层和真皮乳头层。依赖残存的生发层细胞和皮肤附件，可较快地进行修复。

深Ⅱ度烧伤：伤及真皮，可达深层。依赖残留的皮肤附件形成上皮岛而逐渐上皮化，多有不同程度的瘢痕产生。

Ⅲ度烧伤：伤及全层皮肤和皮下脂肪。由于皮肤及其附件全部被毁，创面失去自我修复的上皮细胞来源，无论何种方法治疗，愈合后都会有瘢痕遗留。

Ⅳ度烧伤：伤及肌肉、骨骼、脏器，修复需要植皮或皮瓣组织移植，治疗周期长。

29. 判断烧伤深度时应注意什么?

判断烧伤深度主要是根据其临床表现，一般情况下能够正确判断。但由于同一部位烧伤深浅并不完全一致，致伤因素、皮肤厚度等的差异，给判断带来一定难度。为了保证深度判断的准确性，应注意以下几点。

（1）要考虑人体不同部位皮肤厚度差异，同一致伤条件下皮肤较厚的部位烧伤偏浅。

（2）同一部位的皮肤厚度，在不同年龄、职业、性别等方面有差异。例如小儿烧伤，由于其皮肤薄嫩，深Ⅱ度烧伤也会出现大水疱等浅Ⅱ度烧伤的表现，在判断时要防止评估过浅。

（3）致伤原因不同，导致临床表现有差异。例如酸烧伤，瞬间引起皮肤组织蛋白凝固，皮肤变色，判断时防止估计过深；而碱、磷等烧伤，因其有继续加深的过程，判断时防止估计过浅。深度判断要动态观察创面情况，随时调整。

（4）特殊情况的判断。低温烧伤，虽然温度低但作用时间长，往往引起深度烧伤；微波、短波、射线等物理因素致伤，因其具有穿透力强的特点，多表现为皮肤水疱、红、肿等，实际损伤常深达肌肉层，判断时应引起高度重视。

30. 不同深度烧伤有哪些临床表现？

烧伤四度五分法在临床医疗护理实践中总结出的口诀可以概括为：Ⅰ度红，Ⅱ度疱，Ⅲ度皮肤全坏掉，Ⅳ度伤到肌肉、骨骼、内脏了。其具体表现如下。

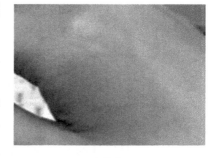

Ⅰ度烧伤：又称红斑性烧伤。伤及角质层、透明层、颗粒层、棘细胞层，生发层健在。局部发红，稍肿，烧灼样疼痛。3～5 天表皮皱褶、脱落，愈合后新生上皮光亮、红嫩。

Ⅰ度烧伤

Ⅱ度烧伤：又称水疱性烧伤。浅Ⅱ度烧伤：伤及生发层，甚至真皮乳头层，水疱较大，去表皮层后创面湿润，创底新鲜、水肿，并有红色颗粒或脉络状血管网，疼痛明显。深Ⅱ度烧伤：伤及真皮深层，表皮下积液薄，水疱较小，去表皮后创面湿润或红白相间，有时可见红色小点或细小血管，水肿明显，感觉迟钝，疼痛不明显。

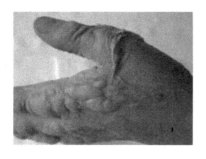

浅Ⅱ度烧伤

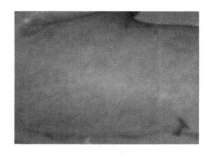

深Ⅱ度烧伤

Ⅲ度烧伤：伤及全皮层及皮下脂肪，创面苍白，疼痛消失，感觉迟钝。

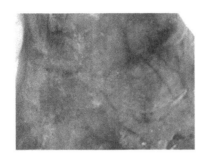

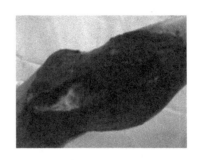

Ⅲ度烧伤　　　　　　　　　Ⅳ度烧伤

Ⅳ度烧伤：伤及肌肉、骨骼、脏器，创面焦黄炭化、干燥、皮革样，多数部位可见粗大栓塞的静脉。

31. 成人烧伤的严重程度是如何划分的?

目前临床多用"小面积""中面积""大面积"和"特大面积"等表示烧伤的轻度、中度、重度、特重度烧伤。根据我国 1970 年全国烧伤会议制定的分类标准，按照烧伤的总面积或烧伤的深度分为四类。

（1）轻度烧伤：总面积在 10% 以下的Ⅱ度烧伤。

（2）中度烧伤：总面积在 11% ~ 30% 或Ⅲ度以上烧伤面积在 10% 以下。

（3）重度损伤：总面积在 31% ~ 50% 或Ⅲ度以上烧伤面积在 11% ~ 20%。总面积或Ⅲ度以上烧伤面积虽未达到上述范围，但已有休克发生、有复合伤或有中度以上吸入性损伤等情况之一者。

（4）特重度烧伤：总面积在 50% 以上或Ⅲ度以上烧伤面积在 21% 以上者。

32. 烧伤临床上如何分期? 各期有哪些主要特点?

烧伤后从临床的整个发展过程看，一般将烧伤过程划分为四期，即体液渗出期、急性感染期、创面修复期及康复期。这四期之间是有内在联系、相互交错的。

（1）体液渗出期：是指烧伤后 48 小时内，毛细血管通透性增加，血管内血浆样液体渗出创面或渗入组织造成组织水肿、渗出或水疱。同时皮肤烧伤后失去屏障作用，大量水分丧失，容易导致低血容量性休克。故此期以体液渗出、组织水肿、低血容量性休克为主要特征。

（2）急性感染期：一般发生在伤后 1 ~ 2 周内，本期以脓毒血症、代谢障碍和内脏并发症发生率高为主要特征。

（3）创面修复期：烧伤创面的修复时限与烧伤创面深浅度有直接关系，Ⅰ度烧伤 1 ~ 3 天愈合；浅Ⅱ度烧伤 1 ~ 2 周愈合；深Ⅱ度烧伤 3 ~ 5 周愈合；Ⅲ度以上烧伤需要植皮或皮瓣移植手术才能封闭创面，修复时间根据植皮和皮瓣成活情况而定。

（4）康复期：烧伤创面愈合后需要一个恢复锻炼或整形过程，称为康复期。康复期长短根据具体情况而定，如大面积Ⅲ度烧伤创面经植皮愈合的患者，由于丧失了汗腺，不能通过出汗散热，导致机体调节温度的功能发生紊乱，一般需要经过 2 ~ 3 年的适应过程。这种适应过程可能是通过其他部位的汗腺分泌增加，以及呼吸道蒸发水分增加等途径来实现的。

33. 战伤有哪些特点？

战伤（主要指火器伤）是特定条件下所产生的创伤，其临床病理过程和救治技术在许多方面与平时创伤是一致的，但也有其自身的特点。主要有：①伤员成批出现。战场环境不稳定，部队流动性大，战时伤员多成批出现，因此治疗方法不可能按平时那样进行。②伤情复杂。战争中，特别是现代战争中，杀伤武器种类繁多，威力大，投射物速度快，火力密度和射击精度高，这使战伤变得更为复杂、严重、广泛、多发，而且复合伤也随之增多。③伤道感染严重。高速投射物击穿人体后，不仅使伤道周围组织破坏，甚至可使远离伤道的组织发生损伤，而且可将衣服碎片、泥土等污物带入伤道，使伤道发生污染，加之战时难以及时施行外科处理，故较平时创伤更易发生严重感染。

烧伤急救与护理

34. 烧伤急救原则是什么？

若烧伤急救及时，可以减轻烧伤的深度和重度，减少合并症的发生，降低死亡率等。急救应体现一个"快"字。急救的原则：

（1）迅速排除致伤因素，使患者脱离现场，放置到安全地方。

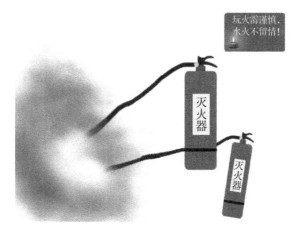

（2）医务人员此时要保持镇静、清醒，初步判断伤情，不要急于将患者送往医院。对于危及患者生命的合并伤，如大出血、骨折、窒息、外伤、急性中毒等，应先给予必要的急救处理。

（3）尽快建立静脉通道，给予补液治疗。避免过多的饮水，以免发生呕吐，尤其注意单纯的喝白开水会发生水中毒，应适量口服淡盐水或烧伤饮料。

（4）创面可不做特殊处理，免于再受损伤或污染，尤其禁止在创面上涂有色外用药，以免影响对创面深度的判断。

35. 火焰伤如何自救?

火焰烧伤往往是因意外事故造成的,人们对这种突然的打击毫无精神准备,面对熊熊烈火显得惊慌失措或束手无策,因此,致伤多较为严重,故掌握一定的自救方法实属必要。

(1) 迅速脱离致伤现场,当火焰烧伤后应迅速离开火源,尽快脱去燃着的衣服,尤其化纤衣料,不仅易燃,且与皮肤紧贴,会使烧伤加深、加重。

(2) 用水将火浇灭,或跳进附近水池、河沟内灭火。

(3) 迅速卧倒,慢慢在地上滚动,以压灭火焰。

(4) 就地取材,用手边的棉被、毯子等浸湿后覆盖着火部位更好。

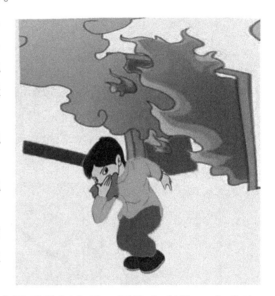

(5) 切忌奔跑,连喊带叫或用手扑打火焰,因为在奔跑、喊叫时,火焰可随风力增大而助火燃烧,导致手部、头面部严重烧伤伴吸入性损伤。

(6) 灭火后若条件允许,可将烧伤局部冲洗或浸泡于冷水中 1~2 小时,其目的是持续局部降温减轻疼痛和烧伤的深度。

36. 烫伤后如何自救?

临床上常见烫伤多因稀饭、沸汤、沸水、钢水、铁水等泼溅或跌入其中造成。可采用以下自救方法:

(1) 尽快脱去热液浸渍的衣服,防止热接触时间延长加深创面。脱衣时注意先迅速脱去外衣,后脱内衣,为保护受伤部位,避免脱衣时损伤创面,内衣与受伤部位紧贴时应用剪子剪开后脱去。

(2) 就地寻找冷水源,可用自来水、井水、矿泉水等冲洗。根据具体情况,冬季与夏季冲洗时间要有区别,既达到冲洗的目的,又要保暖,最终目的是降温且加速创面部位热量的散发，防止创面加深，减轻受伤的程度，为以后治疗创造条件。

37. 电击伤后如何急救？

电击伤是一种发生急而快的损伤。电弧烧伤的灭火方法与火焰烧伤相同。电接触烧伤系电流直接通过身体，不仅烧伤深，且常可危及患者生命。遇到电击伤，急救人员应当机立断。

（1）即刻切断电源，用不导电的物品（如干木棒、扁担、干竹竿等）打断电线，或拉断电闸使患者迅速离开电源。切不可用手拉患者或电器，以免急救者触电。

（2）触电者脱离电源后，如神志清醒，应就地平躺，暂时不能走动，并严密观察；如患者神志不清，亦应就地平卧并确保气道通畅。如患者神志不清，用5秒时间呼叫或拍打患者，以判定其是否意识丧失，但禁止摇动患者头部。对呼吸、心搏停止患者，应立即进行有效的口对口人工呼吸和胸外按压，心脏按压与呼吸的比例（按压通气比）为30∶2，行胸外按压30次，紧接着实施2次人工呼吸，循环进行，直到心跳、呼吸恢复为止。

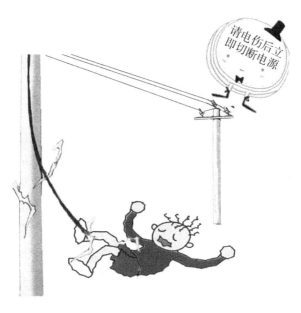

请电伤后立即切断电源

38. 化学烧伤后如何自救?

首先应立即脱掉被浸湿的衣服,然后迅速用大量清水长时间冲洗(0.5~1 小时),达到稀释和除去创面上存留的化学物质。切忌为寻找中和剂而失去抢救的时机。

对于眼烧伤,要用清水彻底冲洗,严禁用手或手帕揉擦。对生石灰烧伤者,需先用干布将生石灰擦去,再用水冲洗,以免生石灰遇水产热,加重烧伤。

磷烧伤,应立即扑灭火焰,脱去污染衣服,用大量清水冲洗创面,最好将患部浸入流动的水中,洗掉磷质;如一时缺水,可用多层湿布覆盖创面,使磷与空气隔绝,防止继续燃烧;禁用任何油质敷料包扎创面,以免增加磷的溶解与吸收,引起更严重的磷中毒。

39. 如何组织抢救成批烧伤患者?

成批烧伤是指同一致伤因素同一时间引起的 5 人及 5 人以上的烧伤,因多为突发性,患者收治集中,救治紧急,社会影响大,因此有序的组织工作至关重要。首先可将科室现有人员进行分组,分为指挥协调组、登记评估组、烧伤救治组、后勤保障组。科室接到批量伤收治任务后,指挥协调组通知科室所有人员到场,按分组进行抢救工作。在多区域、多中心救治的情况下,强调统一指挥、统一部署,多科室协作,非专科人员一律在专科护士带领下展开工作,合理人员分配,避免人力资源浪费或扎堆。

40. 战伤救护原则是什么?

战伤救治中做到分级救治、时效救治、整体治疗、精确高效。具体救护原则:加强敌情观念和无菌观念,要迅速、准确、及时地抢救患者。救护中要先抢后救、先重后轻、先近后远。要做到不用手接触伤口,不用碘酒涂擦伤口,不随便用水冲洗伤口(化学烧伤和磷弹伤除外),不随便取出伤口内的异物,不准塞回突出的外露脏器,不轻易放弃和停止抢救时机。

41. 烧伤后为什么要立即用冷水冲洗？冷水冲洗适用于哪些患者？

冷水冲洗实际就是烧伤治疗中的冷疗法，即在烧伤早期用冷水对创面进行冲洗、浸泡或冷敷，从而达到以下目的。

（1）迅速降低烧伤皮肤表面的温度。阻止热力继续向皮肤深层损害，以减轻烧伤的深度。

（2）减轻疼痛。其镇痛作用可能是冷水使皮肤温度迅速降至疼痛阈值43℃以下，或是阻断表皮神经传导，使之不发生疼痛感觉。

（3）减少渗出和水肿。这与冷疗后改善毛细血管的通透性有关。

（4）清洁创面。冷水机械的冲洗，使创面清洁、干净，减少污染。

冷水冲洗适用于小面积烧伤，特别是肢体和头面部烧伤。

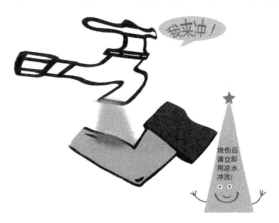

42. 烧伤后冷水冲洗应注意什么？

（1）冷水冲洗应在烧伤后6小时内进行，时间越早，效果越好。

（2）一般烧伤面积大于20%者不宜冷疗，因为大面积冷疗可使中心体温下降，容易引起休克。

（3）时间不宜过长。冷水冲洗持续的时间，应以停止后创面不痛或稍痛为佳，一般应在0.5～1小时以上。如水温偏低患者自觉太冷时，可暂停数分钟后继续冲洗。

（4）冷水冲洗温度以5～20℃为宜，最好使用无菌溶液，如无，也可用自来水或清水。

43. 烧伤后创面能涂红药水或甲紫吗？

烧伤后创面不能涂红药水或甲紫等一类有色的外用药。因为涂抹红药水、甲紫等有色外用药，会影响早期对创面深度的判断和增加清创困难，为以后治疗增加难度。同时，大面积创面涂擦红汞，汞可由创面吸收而导致汞中毒；小面积暴露部位，面部涂有色外用药，可能造成治愈后色素加重的现象，进而影响容貌。

44. 烧伤后疼痛能吃镇痛药吗？

烧伤后疼痛能吃镇痛药。因为疼痛是烧伤创面对中枢神经系统的强烈刺激，良好的镇痛对防治烧伤休克具有一定的作用。但要尽量减少镇静镇痛药的使用，原因是量小镇痛效果差，量大使患者昏睡易掩盖病情变化。轻症患者口服镇痛片，对有剧痛、烦躁不安的患者，可给予镇静镇痛药；重症患者可给杜非半量（杜冷丁亦即哌替啶50mg，非那根亦即异丙嗪25mg）静脉滴注。不宜短时间内重复用药，对伴有颅脑外伤或有呼吸功能障碍者忌用，用药后患者仍有烦躁不安，可能为血容量不足的表现，应加强抗休克措施。

45. 烧伤患者常用的镇静镇痛药物有哪些？使用中应注意什么？

烧伤患者常用的镇静镇痛药主要是阿片生物碱类，有杜冷丁、吗啡、安定、枸橼酸芬太尼、曲马多等。

（1）杜冷丁：又名盐酸哌替啶、唛啶，为阿片类受体激动剂，有成瘾性，镇痛作用发挥快，但持续时间较短，一般作用维持时间只有2～4小时，可口服、肌内注射和静脉给药，剂量以25～100mg为宜。烧伤合并休克、昏迷、心力衰竭、慢性通气功能障碍患者禁用。

（2）吗啡：镇痛效果比杜冷丁强，但对呼吸有抑制作用，影响呼吸气体交换量。烧伤伴吸入性损伤、合并脑水肿、婴儿等患者禁用。

（3）安定：又名地西泮，是镇静药物中应用最广泛的，作用起效快，作用时间短，对呼吸有抑制作用。一般用量每次为5～10mg。

（4）枸橼酸芬太尼：是阿片类受体激动剂，有成瘾性，镇静效果强，作用维持时间短，不良反应少。特别适用于烧伤后血流动力学不稳定的患者。

（5）曲马多：为人工合成的非吗啡类镇痛药，作用强，持续时间较杜冷丁长，但有恶心、呕吐等消化道不良反应。一般用量每次为 50～100mg，每日 2～3 次，最多不可超过 400mg。

46. 烧伤后患者镇静镇痛的方法有哪些？

烧伤患者的疼痛可刺激中枢神经系统，引起机体神经系统的功能紊乱，直接影响患者的进一步治疗和愈后，使用适当的镇静镇痛方法是非常必要的。烧伤后患者常用的镇静镇痛方法有以下几种。

（1）口服法：是烧伤患者常用的方法之一，方法简便，但起效较慢，多用于低、中度疼痛。另外，镇静镇痛药多有消化道不良反应，因此不宜空腹服用；患者出现恶心、呕吐、胃胀等症状时，不宜选择口服法。

（2）静脉给药法：分为静脉推注、静脉滴壶给药、稀释后静滴 3 种方法，具体方法可根据病情、疼痛程度、药物的用法等来选择。静脉给药应在医护人员的监护下使用。

（3）肌内注射：疗效发挥稳定，操用简便，适用于中度疼痛。

（4）硬膜外给药：是一种新型的镇痛方法，主要适用于双下肢烧伤疼痛或双下肢手术后的患者。

47. 大面积烧伤患者镇静治疗有何意义？

重度烧伤患者休克期，由于严重烧伤的强烈刺激，疼痛是加重烧伤休克的一个重要因素。为了减少疼痛刺激引起的躁动，防止休克发展，临床常采用镇静镇痛药物。烧伤感染期，由于频繁换药产生疼痛刺激，患者精神紧张；部分呼吸功能受累的患者，需要呼吸机辅助呼吸而出现人机对抗时，往往需要采用镇痛镇静治疗，目的是改善患者的睡眠，减少患者对疼痛的刺激，确保呼吸机辅助通气效果，加速创面愈合，提高患者救治成功率。镇静治疗期间，应做好监护及肺部护理。

48. 烧伤患者需要使用抗生素吗？

烧伤患者是否使用抗生素（即抗感染药）应视情况而定。烧伤面积小，创面周围无红、肿、热，体温不高的患者不必使用。消炎药用于以下几种情况。

（1）大面积烧伤患者早期，由于皮肤屏障受到破坏，急性炎症浸润明显，败血症发生率高，应预防性使用抗生素，根据情况一般1周以后可停药。

（2）出现败血症早期症状或创面脓毒症时，应根据创面细菌培养结果选择敏感抗生素。

（3）痂皮或焦痂自溶阶段，创面感染加重，细菌入血机会增多，应加强全身抗生素的应用。

（4）并发内脏或其他化脓性感染，如肺部感染、泌尿道感染、呼吸道感染、化脓性静脉炎时，需足量、及时应用抗生素。

（5）创面植皮术后，存在潜在感染扩散的危险，手术后应使用抗生素3~5天，无特殊指征，可酌情停药。

49. 烧伤后如何合理使用抗生素？

（1）根据创面培养结果针对性地选择敏感抗生素。

（2）大面积烧伤和严重烧伤可早期预防性短期使用抗生素，一般轻度烧伤可不用抗生素。

（3）抗生素不可长期使用，尤其是广谱抗生素。

（4）围手术期可于术中和术后2~3天使用。

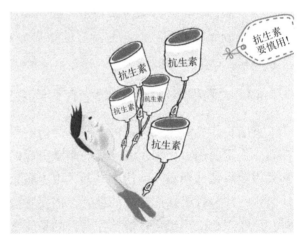

只有合理使用抗生素，才能减轻耐药性，有效发挥抗生素控制感染的作用。

50. 烧伤后患者口渴能喝水吗？

烧伤后患者出现口渴，通常是血容量不足的表现，烧伤面积越大渗出越严重，口渴也越明显，此时单纯饮水不能缓解口渴现象，大量饮水反而加重胃肠道负担，引起急性胃扩张，或发生水中毒。因为烧伤患者渗出液不只是水分，而且含有电解质、血浆等其他成分，临床上常用的口服液为补液盐或烧伤饮料，烧伤饮料的具体配制方法为在100ml凉开水中加0.3g食盐、0.15g小苏打（碳酸氢钠）、5mg苯巴比妥、适量糖。原则上口服补液应当少量多次，酌情增减，切不可任意满足患者口渴的要求，对严重烧伤患者除经口服补充饮料外，主要的补液途径是通过静脉补充血容量，缓解口渴。

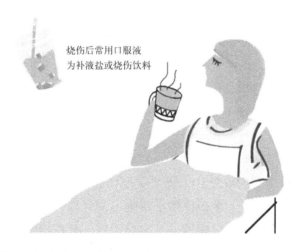

烧伤后常用口服液
为补液盐或烧伤饮料

51. 烧伤后患者能进食吗? 烧伤患者饮食上应注意什么?

除存在口腔黏膜和食管烧伤外，烧伤后患者是可以进食的。机体的代谢增加和组织持续消耗是严重烧伤反应的特点。一般而言，烧伤越严重，发生营养障碍的可能性也越大。营养不良可延迟创面愈合，使机体免疫功能下降，抗感染和组织修复的能力进一步削弱，严重影响预后。所以，对于严重烧伤患者，给予足够、合理的营养支持是提高烧伤患者治愈率，减少并发症和缩短病程的重要治疗措施。

口服法补充营养不仅经济方便，而且营养素组成也较齐全，并能增进食欲，促进胃肠道蠕动。在无其他病情及治疗方面禁忌的患者，应尽量鼓励其口服，并注意以下几点。

（1）对于严重烧伤患者，饮食应由少量试餐开始，逐渐增加，避免发生急性胃扩张和腹泻。

（2）烧伤前胃内有残留食物的患者，暂不进食，伤后第2～3天，胃肠蠕动功能恢复后进食，开始每日3～4次，每次40～80ml，以后逐渐增量。

（3）烧伤早期患者应以清淡易消化饮食为宜。烧伤后期患者应多食高热量、高蛋白、体积小、易消化吸收的食物，增加蛋类、鱼类、肉类等食物摄入。

52. 烧伤创面早期如何处理？

烧伤后创面早期处理分两步。

第一步，早期清创，原则上在患者全身情况稳定之后进行，实行简单清创。

（1）剪除创面周围的毛发，去除粘在创面上的异物。

（2）用清水或去油剂轻擦与冲洗后，再用 1 : 1000 新洁尔灭消毒和生理盐水冲洗干净。

（3）用无菌纱布拭干创面。

（4）表皮及水疱的处理：①浅Ⅱ度创面会产生许多大小不等的水疱，可形成一层坏死的表皮。未破溃的小水疱不需处理，大水疱可在低位剪破或用空针抽出疱液，疱皮应保留。水疱破溃后，疱皮应贴敷在创面上，这层表皮对创面有一定保护作用，一是可防止创面裸露，继续加深；二是减少体液的丢失与疼痛。需注意，已明显皱缩且污染较重的坏死表皮必须除掉。②深Ⅱ度与Ⅲ度创面的水疱应全部除去，因有坏死组织，可造成疱内感染，同时疱皮影响水分蒸发，焦痂不易干燥，容易导致早期感染。

第二步，根据创面的深浅、部位，分别采取包扎疗法、暴露疗法和半暴露疗法。

53. 烧伤早期清创有哪些注意事项？

清创总的原则是给予患者保暖，减少对患者的刺激，清创既要彻底，又要考虑患者的耐受。

（1）清创时要注意保暖，室温宜保持在 30 ~ 32℃，对大面积烧伤患者尤其重要。

（2）操作要迅速、轻柔，尽量减少对患者的刺激。

（3）做好准备工作，参加人员不宜太少，大面积烧伤需 3 ~ 4 人，以缩短清创时间。

（4）对于陷入创面的沙屑、煤渣等（如爆炸伤），应尽可能清除，但不要勉强。

54. 如何处理烧伤合并骨折？

烧伤合并骨折的急救处理与单纯烧伤及骨折相同，但急救与后送时要进行简单的固定。烧伤合并骨折除非有大出血等紧急情况必须立即手术外，一般应在休克控制后再进行。如果骨折部位无烧伤，可按骨科一般常规处理，有烧伤时，必须二者兼顾。如骨折的肢体有烧伤，即使为不稳定型骨折，闭合复位只能做到大致复位也不可切开复位，待烧伤治愈后再进行矫正术。

55. 如何处理烧伤合并颅脑外伤？

烧伤合并颅脑外伤常伴有不同程度脑水肿，容易并发脑血肿，故要严密观察神志变化、瞳孔、意识及肢体的运动，感觉反射的改变；适当限制休克期复苏补液总量和输液速度，避免短时间大量输入液体，必要时可采用漂浮导管监测补液量；密切观察尿量和心率，正确掌握脱水药的使用；保持呼吸道通畅和供给充足的氧，降低耗氧量，早期可用冰帽头部降温；尽可能不用镇静镇痛药物，避免使用吗啡、哌替啶等药物以免混淆临床症状，影响休克复苏和呼吸状态。

56. 烧伤早期患者能转院吗？如何转送患者？

如果当地救治条件受限，小面积烧伤患者随时可以转院治疗，大面积危重烧伤患者早期长途转送，由于颠簸与反复搬动、治疗不及时等原因，往往使创面污染情况加重，使烧伤休克的发生率增加甚至导致早期死亡。因此，转运前需充分评估伤情，并掌握好以下几点。

（1）时机的选择：要依烧伤的严重程度、患者机体状况、转送距离和运输工具而定。如果患者没有休克表现，又能在伤后 4 小时内到达，可以立即输液转院，否则就需要在当地补液抗休克治疗，待伤后 24～48 小时休克纠正，病情稳定后再转院治疗。

（2）转送前，应向接收单位详细报告病情，并征得同意，以便到院后能得到最快捷的治疗护理，同时准备好抢救药品与器械，以保证转送途中及时采取抢救措施。

（3）建立静脉通道，保证按计划输液，减少休克发生。

（4）保持呼吸道通畅，尤其有头面部烧伤或已有吸入性损伤者，需保持头抬高位，备好气管切开包、插管器械，以便必要时行气管插管，或行气管切开，避免转送途中发生窒息。

（5）留置尿管，每小时观察尿量，尿量维持在60~80ml/h。

（6）创面简单包扎，便于搬动和转运，并防止途中污染。

（7）其他措施，如有合并伤或骨折时，应给予止血固定；合并中毒时，经过一定的处理后，再行转送。

57. 烧伤患者转送医院途中应注意什么？

危重烧伤患者确定转院后，为保证患者途中的安全，顺利到达所去医院，应注意以下几点。

（1）运输工具的选择。运输工具要求速度快、颠簸少等，以飞机、火车、轮船等为常用的运输工具，担架、平板车也可应用。路途遥远，有条件的最好选择飞机。其次为火车和轮船，乘坐比较平稳。如果是汽车运送，车速不宜过快，宜选择较平坦的道路，以减轻颠簸。

（2）确保各种管道在行程中通畅，如输液管道及尿管等一定要妥善固定，防止滑脱、打折、阻塞等。

（3）冬季注意保暖，夏季注意防暑。

（4）对口渴的患者可少量多次口服烧伤饮料或含盐液体，一次不宜超过50ml，谨防引起呕吐。

（5）对疼痛严重的患者给予适量镇静镇痛药，但要注意防止过量、避免掩盖病情变化。

（6）途中密切观察病情，记录体温、脉搏、心率、尿量，同时根据病情变化给予对症处理。

58. 乘飞机转送患者应注意什么？

用飞机转送患者，最大的优点是速度快，为抢救重危患者争得宝贵的时间，途中的注意事项除与火车和轮船等相同外，还应注意飞机转运的特殊性，即飞机起落对人体都会有一定的反应，尤其对脑部血运有影响，所以对烧伤患者更应注意体位的选择。飞机起飞和降落时应使头部保持低平位，以保持脑部的血液供应，如乘坐普通飞机转送，起飞时患者头部朝向机尾，降落时头部朝向机头；或将患者放在横位，以避免飞机起飞及降落时头部缺血或体位性休克，如用直升飞机，则无此虑。

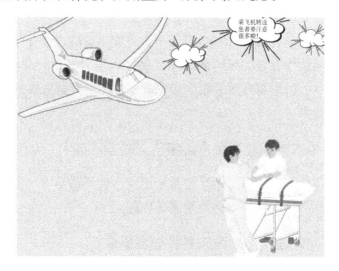

59. 大面积烧伤患者长途转运前需要评估哪些内容？

评估患者是否可以安全转运及评估转运的护理风险：评估患者现病史、既往史、生命体征、各管道情况、创面处置情况、伤后治疗、补液量及出量情况，有无并发症；近期各项检查化验结果，评估患者耐受情况，评估转运用物准备是否充分。

60. 大面积烧伤患者长途转运前需做哪些准备？

仪器设备准备：氧气的供应最好使用车载供氧。无车载氧气者，根据转运距离，准备所需的氧气筒。简易呼吸囊、吸痰器、心电监护仪、便携式呼吸机、3～4通道的微量泵各1台。其他器材：人工鼻5个、无菌手套20副、压力套装2套、胶布2卷、剪刀1把、吸氧管2根、各种规格的注射器、烧伤敷料等。急救箱：盐酸肾上腺素1mg×10支、硫酸阿托品注射液1mg×5支、盐酸利多卡因注射液0.2g×5支、地塞米松磷酸钠注射液5mg×10支、呋塞米注射液20mg×5支、去乙酰毛花苷注射液0.4mg×2支、胺碘酮注射液150mg×5支、氯化钾注射液1.5g×5支、硝酸甘油注射液

5mg×2 支、丙泊酚注射液 1000mg×1 支、盐酸多巴胺注射液 20mg×20 支、布洛芬混悬液 100ml×1 瓶、吲哚美辛栓 0.1g×1 枚，根据病情备足量的血制品、人血白蛋白注射液、磺胺嘧啶银等。

61. 转诊大面积烧伤患者前需与家属沟通、签署哪些相关材料？

转运前向家属详细告知转运过程中有可能出现的病情变化及拟采取的防范措施，对途中存在的风险同时以《转运风险告知书》书面形式告知，要求家属签字，以取得理解和配合；同时掌握患者及其家属的要求，完善治疗、护理计划。

62. 转运大面积烧伤患者途中常见哪些问题？

大面积烧伤患者转运途中，常常会出现患者烦躁不安、血压异常、尿量减少或无尿、呼吸困难、体温增高等问题。

63. 如何处理转运过程中各种突发事件？

接诊的医护人员在接诊途中遇到患者突发病情变化，应沉着、冷静，迅速判断患者病情，结合病史，及时给予对症处理；如果接诊人员对病情变化判断不清，应立即电话连线上级医生，汇报患者病情，请求上级予以协助诊治；如果患者突发呼吸心搏骤停，应立即抢救，并快速联系所在地周边的医院，立即转入就近医院抢救。

64. 如何做好大面积烧伤患者途中转运的护理？

接诊护士熟悉转运路线，由专人负责启停转运电梯，缩短病房到救护车的转运时间。将患者搬至平车时动作要协调，避免因拖、推、拉或用力过猛造成的损伤或管道脱出，机械通气患者用简易呼吸机辅助通气，鼻导管吸氧患者接氧气袋。患者运送至救护车时，要固定担架，调整卧位。连接便携式呼吸机或车载氧气，根据病情调节吸氧浓度、潮气量、呼吸频率、吸呼比、气道压力等参数。各通气模式的参数设置应个体化，限制潮气量，防止气压伤、容积伤的发生。连接心电监护仪，观察患者生命体征，调节补液速度及微量泵速度，妥善固定各管道。询问患者有无不适，进行心理护理。转运途中密切观察患者的意识、心率、呼吸、血氧饱和度、血压、尿量等情况，根据尿量调节补液速度，合理安排液体输注顺序；定时雾化吸入、吸痰，行心脏、肺部听诊，掌握补液情况，防止输液过多、过快诱发心力衰竭；保持呼吸道及各管道固定通畅；超过4小时车程转运者，定时翻身，行背臀部创面涂药，吹风机吹干，更换污染棉垫及敷料；询问患者有无不适，做好心理护理，安慰、鼓励患者。满足患者基本生理需求，定时饮水、进食，注意保暖，监测体温变化，防止体温过高或受凉。接诊护士还应完成转运护理记录的书写，详细记录转诊过程，为后续治疗提供依据。

65. 转诊大面积烧伤患者应做哪些交接？

到达指定医院与接诊科室护士完成患者床头交接，包括生命体征、伤后补液量及出量、导管情况、途中实施的护理措施、执行口头医嘱的记录、患者携带及途中的相关病历、检查、护理记录、患者家属的安置交接等。转运护士与病房接诊护士在转入转出记录本上双签字，途中护理记录单夹至病历。

66. 烧伤后的肢体为什么要抬高？

烧伤后由于微循环发生改变，引起毛细血管扩张充血、血流淤滞，血管壁通透性升高，严重者微动脉、微静脉和毛细血管内广泛形成血栓，造成烧伤部位的肿胀、疼痛，肢体表现更为明显。通过肢体抬高（高度与心脏水平或高于心脏），加强静脉回流，对改善局部的微循环，减轻水肿，缓解疼痛都起到了一定作用。同时，局部循环改善，可促进创面愈合，缩短治疗时间。

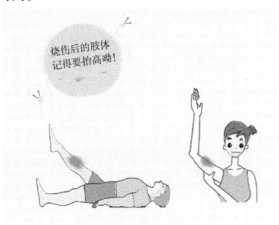

67. 烧伤患者需要注射破伤风抗毒素吗？如何注射？

烧伤患者是否需要注射破伤风抗毒素，应视情况而定。烧伤患者是否并发破伤风，关键不在于烧伤面积的大小，而在于烧伤深度、受伤时情况，凡有深度烧伤或受伤时污染严重者必须采取破伤风的预防措施。预防方法是肌内注射破伤风抗毒素血清（TAT）1500 ~ 3000U，在注射此血清前，应做破伤风皮试，皮试阴性的患者，一次性注射破伤风抗毒素血清1500 ~ 3000U，如遇到皮试呈阳性的患者应采用破伤风抗毒素脱敏注射。按表 2 中剂量注射，每隔 20 分钟肌内注射一次。

表 2 皮试阳性患者注射破伤风抗毒素剂量表

次数	TAT 量（ml）	加入生理盐水量（ml）
1	0.1	0.9
2	0.2	0.8
3	0.3	0.7
4	余量	加至 1ml

在脱敏注射过程中，要进行密切观察，如发现患者有气促、发绀、皮疹等反应时，应立即停止注射，并给予对症处理。待症状好转后，酌情缓慢注射余量。

烧伤治疗与护理

68. 烧伤后补液途径有几种?

烧伤后补液途径包括静脉摄入和胃肠道摄入两种途径。烧伤早期,尤其大面积烧伤补液以静脉摄入为主要途径,而烧伤中晚期则以胃肠道摄入为主。静脉摄入包括:

(1)中心静脉置管输液,含 PICC(经外周静脉置入中心静脉导管),主要是用于大面积烧伤或危重烧伤患者。

(2)静脉切开或留置针补充输液,主要是用于中面积以上烧伤、静脉穿刺有困难的患者或输入对血管刺激性较强的液体。

(3)外周小静脉穿刺补液,主要是用于具备穿刺条件的或输入非刺激性药物的烧伤患者。

胃肠摄入包括口服和鼻饲,鼻饲主要用于危重烧伤患者的营养补给或进食、吞咽有困难的患者。

69. 烧伤后哪些患者不需要静脉输液?

烧伤后静脉输液主要是为达到补充血容量、供给机体营养及治疗的目的。对于机体状况良好、进食无困难、成人烧伤在 20% 以下、小儿烧伤在 10% 以下无头面部烧伤的浅度烧伤,无感染情况下一般不需要静脉输液,只要口服一些含盐饮料或含电解质的烧伤饮料即可。

70. PICC 在烧伤治疗中的作用及适应证?

经外周静脉置入中心静脉导管(peripherally inserted central catheters, PICC),简称 PICC,在烧伤治疗中适用于大面积烧伤后需要长期输液,且外周静脉留置针不能满足输液速度、有建立 PICC 条件的患者。它可以弥补普通深静脉置管的留置时间有限、容易受创面细菌感染等缺点,其输液速度能达到大面积烧伤患者的补液需求，留置时间长，避免患者反复穿刺的痛苦，能降低患者的治疗费用，作用明显。

71. PICC 在烧伤治疗中如何护理及维护？

（1）术后行 X 线检查确定位置合适后方可使用。

（2）术后 24 小时更换敷料一次。

（3）正常皮肤处每周更换两次敷料，烧伤愈合后皮肤处每日更换一次敷料，遇贴膜卷曲、松动、有渗血、渗液随时更换。

（4）每次治疗结束后用肝素盐水（100U/ml）正压封管，治疗间歇最长 12 小时封管一次。

（5）禁用小于 10ml 的注射器冲管、给药。

72. 什么是胶体溶液？烧伤补液常用的胶体溶液有哪些？

胶体溶液是一些分子量较大，并带有一定数量负电荷，在血管内停留时间较长，增加胶体渗透压，以维持血浆容量的一种溶液。烧伤补液常用的胶体溶液有全血、血浆、人体白蛋白、血浆代用品等。血浆分为新鲜血浆和冻干血浆。常用的血浆代用品有中分子右旋糖酐、羟乙基淀粉氯化钠注射液（706 代血浆）、血定安等多糖类水溶液。

73. 烧伤后为什么要输入血浆？

烧伤后由于血管通透性增加，创面的大量渗出主要是血浆成分，血浆是补液中理想的胶体溶液之一，血浆蛋白对完整的毛细血管壁具有相对不通透性，能维持血管内有效循环血量；正常血浆成分中还含大量的抗体、免疫因子，可以提高患者的免疫力及应激代偿能力；血浆分为新鲜血浆和冻干血浆，如果有条件，应以新鲜血浆输入效果更好，血浆输入时应严格查对及无菌操作，避免并发症的发生。

74. 大面积烧伤患者为什么需要持续输血？

大面积烧伤患者由于热力直接作用，可引起红细胞的大量破坏，造成血色素的降低，携氧能力下降，导致组织供氧不足。另外一部分细胞虽当即未破坏，但已受热力损伤，寿命大大缩短，易致延迟性溶血。此外，大面积烧伤骨髓造血机能下降，也易致贫血。所以，大面积烧伤患者需持续输血，维持血红蛋白（Hb）在 100g/L 以上。

75. 使用血浆代用品时应注意什么？

血浆代用品具有胶体渗透压，在血管内停留时间较长。常用的有右旋糖酐、706 代血浆、血定安等，使用右旋糖酐和 706 代血浆时要注意一次用量不能过大，24 小时内不能超过 2000ml，以免影响凝血功能。血定安输入后可维持胶体渗透压，保护患者的肾功能，降低血液黏稠度，改善供氧，大量输入后不会引起出血倾向，但可以影响血浆蛋白浓度，应引起重视。此外，还要注意观察是否有过敏反应发生。

76. 大面积烧伤患者频繁地输血治疗会不会传染疾病？

大面积烧伤患者用血量大，输血治疗不能保证绝对的安全，会有传染疾病的可能，包括乙型肝炎、丙型肝炎、艾滋病、巨细胞病毒、梅毒等，血站应加强对献血者的检测和筛查。

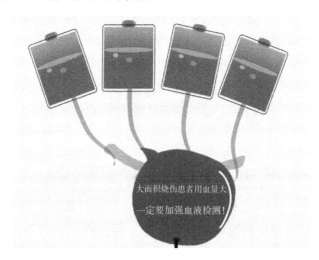

77. 什么是晶体溶液？烧伤补液常用的晶体液有哪些？

晶体液，又称为电解质溶液，是一种分子量较小，具有补充细胞外液和扩容作用，含有电解质的溶液。烧伤后补液常用的晶体溶液有林格氏液、碳酸氢钠、生理盐水等。林格氏液，又称为复方氯化钠，是一种等渗的平衡盐溶液，其主要成分为 0.85% 氯化钠、0.03% 氧化钾、0.033% 氯化钙，因其钠和氯的浓度与血浆相近，是烧伤后补液首选的晶体液。碳酸氢钠溶液是一种碱性晶体溶液。生理盐水，又称为 0.9% 氯化钠溶液。

78. 烧伤后补充晶体溶液时应注意什么？

（1）碳酸氢钠：一般应用浓度为 4%～5%，具有纠正代谢性酸中毒和碱化尿液的作用。休克期时应慎用。主要用于深度烧伤或电烧伤后伴有血红蛋白尿或肌红蛋白尿的患者，以达到碱化尿液，防止血红蛋白或肌红蛋白沉积于肾小管，预防肾衰竭的目的。

（2）生理盐水：其钠的浓度与血浆钠浓度相近，但氯的浓度大大高于血浆氯的浓度，大量输入可引起高氯性酸中毒，故临床上不主张其单独大量输入。一般当林格氏液供给有困难时，可用其 2 份加入 1 份 1.25% 碳酸氢钠配制为平衡盐溶液。

79. 烧伤早期补液为什么不宜补充过多的葡萄糖？

烧伤早期，由于糖皮质激素、胰高糖素及肾上腺素分泌增多，使糖原异生及分解作用加强，同时胰岛素分泌受到抑制，机体利用糖的能力下降，导致血糖增高。如果补充过多葡萄糖，会使血糖进一步升高，导致高血糖症；组织间隙中的水肿液的糖分也会增加，增加感染的机会。因此，烧伤不宜补充过多葡萄糖，特别是高浓度的葡萄糖，水分补充以 5% 葡萄糖溶液为宜。

80. 烧伤后第 1 个 24 小时应补充多少液体量？

烧伤后第 1 个 24 小时补液量的计算有多种方式，应用最早的公式是 Evan 公式，是根据烧伤面积和体重来计算的，伤后第 1 个 24 小时胶体补液量为烧伤总面积×体重（kg）×1（ml），晶体溶液量同胶体，水分补充量为 2000ml；补液总量为胶体量 + 晶体量 + 2000ml；烧伤面积超过 50%，补液量仍按 50% 烧伤面积计算；伤后第 1 个 24 小时总量不能超过 10 000ml。

以后根据烧伤研究的进展，计算量为胶体溶液每 1% 烧伤面积每公斤体重补充 0.5ml，而晶体液量为每 1% 烧伤面积每公斤体重补充 1ml；烧伤面积超过 50% 者，按实际烧伤面积计算；对补液量上限不做要求。

解放军总医院第一附属医院烧伤整形科的计算方法是晶体量、胶体量均为每 1% Ⅱ 度、Ⅲ 度、Ⅳ 度烧伤面积每公斤体重补充 0.75ml，水分为 3000ml，烧伤面积按实际烧伤面积计算。

国内外应用的公式大同小异，根据公式计算出的补液量只是估计量，还应根据患者病情、治疗进展及对治疗的反应等方面随时调整补液的量。

81. 烧伤后第 2 个 24 小时应补充多少液体量？

根据 Evan 公式，烧伤后第 2 个 24 小时胶体溶液补液量为烧伤面积（Ⅱ度、Ⅲ度烧伤）×体重（kg）×0.5（ml），晶体溶液量同胶体，水分补充为 2000ml；补液总量为胶体量＋晶体量＋2000ml；烧伤面积超过 50%，补液量仍按 50% 烧伤面积计算。

解放军总医院第一附属医院烧伤整形科的计算方法是晶体、胶体量为每 1% Ⅱ度、Ⅲ度、Ⅳ度烧伤面积每公斤体重补充 0.75ml，水分为 3000ml；补液总量为晶体量、胶体量＋3000ml；烧伤面积按实际烧伤面积计算。具体补液量还应根据患者病情、对治疗的反应等方面随时调整补液的量。

82. 烧伤后补充谷氨酰胺有何作用？

谷氨酰胺为肠道黏膜上皮主要能源，对维持肠道结构与功能有重要意义，是一种高效供能物质。在烧伤后补充额外的谷氨酰胺可减少肌肉蛋白分解，改善氮平衡。

83. 哪些烧伤患者需入院治疗？

凡有深Ⅱ度、Ⅲ度、Ⅳ度烧伤，特殊原因烧伤（化学、电等），特殊部位烧伤（面部、手和会阴部等）或烧伤面积在 5% 以上者均应住院治疗。烧伤面积不足 5% 的浅Ⅱ度烧伤，可给予简单清创包扎，门诊观察治疗。

84. 烧伤患者入院后常规处理有哪些？

（1）除去烧焦或脏的衣服，使患者躺在清洁被单上，受伤处铺一次性无菌烧伤垫。

（2）测量患者血压、脉搏、呼吸、体温等。

（3）检查有无合并伤，中毒（一氧化碳、磷、苯等）或吸入性损伤，并判断其严重程度，决定是否立即采取紧急措施。

（4）询问受伤史、受伤后处理的经过、体格检查及简单了解既往史、药物过敏史等，询问患者体重或者测量体重。

（5）对深度烧伤或创面有污染者，应注射破伤风抗毒素（先做过敏试验）。

（6）特殊部位如头面烧伤应剃去头发，会阴部烧伤需剃除阴毛。

（7）对患者进行必要的指导，主要包括如何保护创面、营养及有关的规章制度等。

85. 危重烧伤患者入院后有哪些处理？

（1）备好抢救药品和器材，做好随时抢救的准备工作。

（2）建立两条静脉通路，最好行双腔深静脉置管，确保抢救药物和液体的顺利输入，以免因周边静脉通道在抢救过程中达不到快速给药的效果而耽误抢救。

（3）氧气吸入，要特别注意保持呼吸道通畅，观察有无吸入性损伤，影响呼吸，必要时行气管切开或气管插管。

（4）立即行导尿，以观察尿量及性质，因为单位时间的尿量是反映休克程度的直接的客观指标。

（5）立即抽血，检查血型并配血，同时进行必要的化验检查。

（6）严密观察生命体征，如血压、脉搏、呼吸、心率、神经系统等变化并随时报告医生。

（7）做好创面处理，待休克基本得到控制，病情稳定，协助医生做好创面清洗、消毒等处理。

（8）详细做好各项记录，如病情变化、抢救经过、出入量等，为以后的抢救治疗提供依据。

86. 烧烫伤患者对环境温湿度有什么要求？

烧烫伤患者，由于皮肤对体温调节能力和免疫防御功能遭到不同程度的损害，因而对外界环境有较高的要求。一般要求病房干净、清洁、空气新鲜，室温保持在 18～22℃，湿度 50%～60%，暴露创面室温可高于一般室温 10℃左右；而湿度要适当降低，30℃左右即可。对严重烧伤患者除环境应该清洁、通风良好外，室温应控制在 28～32℃。当室温过低，创面暴露，容易引起皮肤血管收缩，出现寒战

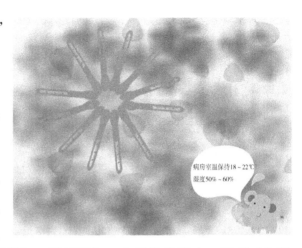

等现象；而室温过高，代谢增加，排汗增加，容易导致脱水。两者对烧烫患者创面的愈合都不利，因此，室温和湿度的调节，对促进烧伤患者早日康复起到一定作用。

87. 烧伤患者发热常见原因有哪些？

烧伤患者发热常见于大面积烧伤或重度烧伤、创面感染、手术、浸泡或浸浴、换药等情况。具体原因如下。

（1）大面积烧伤或重度烧伤：早期发热主要是机体的应激反应；回吸收期发热是因为细菌或毒素随组织间液的回吸收入血所引起；中晚期发热则因为局部或全身感染中毒反应引起。

（2）创面感染发热：创面感染引起的发热主要是由于机体炎症反应、创面坏死因子作用。

（3）术后患者发热：手术时，创面的细菌及毒素随切削痂或剥痂等操作的进行入血，引起吸收热。此种发热一般不超过 38℃。

（4）浸泡或浸浴发热：浸浴液多高于体温 1～2℃，浸浴时局部毛细血管扩张，创面细菌或毒素吸收入血导致发热。

（5）清创、换药后的患者发热：此种发热一方面由于清除坏死组织、创面细菌或毒素吸收入血引起；另一方面由于清创、换药疼痛刺激引起。

88. 如何护理烧伤发热患者？

（1）及时降温：小儿体温超过 38.5℃，成人体温超过 39.0℃时，要

及时给予降温。降温方法可采用物理降温和药物降温。物理降温包括冰袋或冰帽冷敷、温水擦浴，成人也可用酒精擦浴。药物降温可用布洛芬、来比林、吲哚美辛栓等药物，用药后观察患者有无恶心、呕吐等不良反应。采取降温措施后 30 分钟复测体温，并随时观察体温变化。

（2）营养支持：高热患者由于大量营养物质消耗，容易引起消瘦、衰弱和营养不良。因此，应供给高热、高蛋白的流质或半流食，在病情允许情况下，鼓励患者多进食。对不能进食的患者应给予留置胃管通过鼻饲或遵医嘱静脉补充营养。

（3）加强口腔护理：发热患者由于唾液分泌减少，口腔内食物残渣易发酵，从而促进细菌繁殖，同时由于机体抵抗力下降及维生素缺乏，容易引起口腔溃疡，故应用 1:1000 呋喃西林或生理盐水进行口腔护理。

（4）保持房间清洁：房间内定时开窗通风，定时消毒。

（5）抗感染治疗：遵医嘱进行抗感染。如使用抗生素，需进行过敏试验，使用后观察患者反应。

89. 什么是烧伤休克期？

一般是指烧伤后 48 ~ 72 小时内，不论患者是否发生休克，均称为休克期。休克是烧伤早期主要并发症，也是烧伤早期患者死亡的主要原因之一。休克期内患者是否发生休克，与救治是否及时到位、患者的烧伤面积和深度有直接关系。休克期是否平稳度过，将直接影响烧伤患者治疗和愈后。

90. 什么是烧伤后隐匿性休克？

烧伤后虽然已平稳度过休克关，但在内脏尤其是胃肠道会出现隐匿性休克，主要是胃肠道缺氧，导致胃肠道糜烂出血、穿孔。临床主要表现为：①胃肠功能降低，如腹胀、恶心、呕吐、食欲降低；②胃肠道出血、溃疡、穿孔；③肠道细菌移位。

91. 烧伤休克有哪些临床特点？

（1）意识状态多表现为兴奋、焦躁，主要是由于血容量不足，微循环改变，导致神经系统功能出现异常，使用镇静镇痛药物效果不明显。

（2）尿量减少，主要与有效循环血量减少，肾血流量不足，抗利尿激素和醛固酮分泌增多有关。快速合理补液是增加尿量的有效手段。

（3）心率增快，脉搏细弱。主要是烧伤后血管活性物质释放所致心率增快，心率达到 130 次/分以上，则心排血量明显减少，而外周血管收缩最终导致脉搏细弱。

（4）口渴症状明显，即使在休克被纠正后口渴现象仍然存在。具体原因目前尚不明确。

（5）早期血压正常或增高，脉压减小，后期血压下降。烧伤后外周血管收缩，周围阻力增加，导致血压增高，如果休克不能及时纠正，随着有效血容量减少，则血压逐渐下降。

（6）末梢血运差，主要表现为四肢湿冷、皮肤发绀，严重者正常皮肤呈花斑样改变。

92. 烧伤休克期常见并发症有哪些?

烧伤休克期由于创面大量血浆样液体外渗，有效循环血量减少，引起机体组织细胞缺氧性损伤，导致各脏器功能紊乱，如果补液不及时或不规范，就会有并发症发生。休克期常见的并发症有肾功能不全、脑水肿、肺水肿、心力衰竭和消化道应激性溃疡等。

（1）肾功能不全：主要是由于严重休克所致。

（2）脑水肿：主要是脑组织细胞缺血缺氧，大量水分短时间摄入或烧伤合并颅脑损伤等原因，使得细胞膜上的钠泵失调，水分由细胞外进入细胞内，引起脑水肿。

（3）肺水肿：是烧伤休克期常见的并发症，可能与单位时间内补液量过大或是合并吸入性损伤有关。

（4）心力衰竭：严重烧伤后容易出现的并发症之一，多因休克纠正不及时，组织持续缺血缺氧最终导致心肌损伤所致。还有部分患者是因为烧伤前有心脏疾患，烧伤后心功能障碍加重引起心力衰竭。

（5）消化道应激性溃疡：烧伤后，机体处于应激状态，交感神经兴奋，儿茶酚胺分泌增加，导致胃黏膜缺血、代谢障碍，加之胃酸分泌和胃黏膜屏障功能受损，最终导致胃黏膜充血、水肿、糜烂、溃疡。胆汁反流或营养摄入不足均可加重应激性溃疡，严重者会发生上消化道大出血。

93. 烧伤休克期应重点观察什么?

烧伤休克期患者病情变化快,应做好以下指标的监护工作:①意识变化;②尿量、尿色;③心率或脉搏;④血压;⑤血常规及血生化检查;⑥末梢血运;⑦消化道症状。如果出现异常应立即报告医生,并遵医嘱对症处理。

94. 烧伤休克期补液应注意什么?

补液是烧伤休克期治疗的主要措施之一,应遵循以下原则。

(1) 根据患者的实际情况选择补液途径。

(2) 根据烧伤面积、体重计算总补液量,并合理分配晶体溶液、胶体溶液、水分的摄入量。

(3) 大面积烧伤以静脉补液为主,口服补液为辅。

(4) 静脉补液遵循先快后慢、先晶后胶、晶胶搭配、先盐后糖、见尿补钾的原则。先快后慢,是指休克期第 1 个 24 小时的补液量的一半要尽量在伤后 8 小时内输入,另一半则在剩下的 16 小时内匀速输入。先晶后胶,是指先输入一定量晶体溶液,后输入胶体溶液。

(5) 根据临床监护指标随时调整补液量、种类及速度。

95. 烧伤后休克期口服补液应注意什么?

(1) 应口服含盐的饮料,如口服补液盐、烧伤饮料等,不能单纯口服白开水或纯净水。

(2) 宜少量多次口服,成人每次量以 50 ~ 100ml 为宜,小儿以 10 ~ 20ml 为宜,过多、过急容易引起急性胃扩张。

(3) 恶心、呕吐频繁或已发生胃胀等情况时,应及时改为静脉补液。

(4) 已有休克症状的患者,应及时改为静脉补液。

(5) 做好口服补液量和种类的记录,为治疗做参考。

96. 大面积烧伤成年患者每小时尿量应维持在多少?

大面积烧伤后休克期补液每小时尿量维持在 60 ~ 80ml,也可维持 1ml/(kg·h)尿量即可。

97. 大面积烧伤患者什么时候开始补钾？如何补充？

从伤后第25小时开始补钾，根据化验检查结果调整补充量。因为大面积烧伤患者创面修复过程是由超高代谢逐渐转为合成代谢，对钾离子需要量大，故应持续补钾。但早期抗休克液体复苏时输液速度过快，故于伤后第25小时开始补钾。同时应结合患者电解质检查结果，正常维持补钾可给予口服或静脉滴注。部分血钾偏低的患者，可遵医嘱予以微量泵静脉泵入。

98. 感染性休克使用血管扩张剂需注意什么？

（1）在有效血容量得以充分补充的情况下，可加用血管扩张剂。

（2）剂量应逐步升与降。

（3）注意首剂综合征的发生。

（4）血管扩张剂单一长期应用可产生"受体脱敏"现象。

（5）联合用药法：多巴胺＋多巴酚丁胺＋酚妥拉明。

99. 烧伤休克防治过程中应注意什么？

（1）早期不可盲目大量补液，以免引起组织水肿加重，甚至发生脑水肿、肺水肿。

（2）密切监护各项临床观察指标。指标的变化直接反映休克纠正情况，应将变化及时报告医生。

（3）尽快纠正已发生的休克，以免遗留严重的缺血、缺氧性组织损伤，休克后并发感染及脏器功能衰竭。

（4）不要单纯依靠补液防治烧伤休克。补液是防治烧伤休克的有效措施，但不是唯一措施。当补液不能纠正时，应积极查找原因，采取其他有效的对症措施。

100. 大面积烧伤回吸收期时间的判断及其护理注意事项有哪些？

大面积烧伤回吸收期一般在烧伤后3～10天，休克期之后，血管通透性逐渐恢复正常，早期渗出至组织间隙的水分和电解质回吸收入血流。尿

pH 由酸变碱，尿量增加预示着回吸收期的开始。

此期，护理上要根据医嘱按时使用抗生素；组织间液大量回吸收进入血液循环，需限制液体入量，观察心脏功能，防止心脏负荷加重出现心功能不全；同时由于大量的尿液排出，需注意调节水电解质平衡，防止电解质紊乱；观察尿量、尿比重，监测肾功能，防止因尿量增加出现肾功能不全；由于全身水肿的消退，注意气管套管固定的松紧度，防止脱管。

101. 什么是烧伤感染期?

我们通常所说感染期是指伤后 48 小时至创面肉芽屏障形成的这段时间，一般为 2~3 周。烧伤感染伴随创面的存在而存在，烧伤时，因高温或化学物质的局部作用，创面可以是无菌的，但很快细菌就会通过周围正常皮肤或创面残留皮肤附件或其他途径接触，在创面上定植。有研究表明，伤后 1 小时创面即可以检测出细菌的存在。可以说感染与创面并存，贯穿烧伤病程的全过程。患者感染越重，感染期越长，预后越差。

102. 烧伤休克与感染的关系是什么?

烧伤休克与感染有着密切的关系，血容量不足可以加剧肠道细菌移位入血，从而导致败血症，进而发展为脓毒血症。休克期应合理足量补液，并且早期给予胃肠道营养，对症处理，尽量避免休克的发生。

103. 烧伤的感染来源有哪些?

烧伤后病原菌的侵入是多渠道的，烧伤后的感染主要来源于创面，静脉置管及呼吸道。创面感染主要来源：①创面污染。烧伤越重，感染的机会越多，脓毒血症发生率越高。②来自周围正常皮肤上的细菌。③创面残存皮肤附件中的常驻细菌。④烧伤 36~48 小时后，毛细血管张力及通透性逐渐恢复，组织间液回吸收，创面的坏死组织及毒素回收入血。

静脉置管感染主要是因为烧伤患者可用于穿刺的静脉有限，常以静脉切开或深静脉置管代替，且留置导管时间较长，使感染概率增加。

严重烧伤后呼吸道为全身性感染的重要来源，特别是合并吸入性损伤，气管切开的患者。

104. 烧伤感染常见细菌有哪些?

（1）金黄色葡萄球菌：在整个烧伤病程中均可引起感染，尤其是病程后期，常造成难以治愈的残余创面。

（2）大肠杆菌：在内源性感染中起重要作用，也是一种条件致病菌，临床上应用广谱抗生素对其有效。

（3）绿脓杆菌：是烧伤常见病原菌之一，广泛分布于自然界及正常人的皮肤、肠道和呼吸道，是常见的条件致病菌。在大面积烧伤早期即可引起创面侵袭性感染，其毒力大，穿透力强，对多种抗生素耐药，临床缺乏强有力的预防和治疗手段。

（4）鲍曼不动杆菌：属于条件致病菌，常见于危重烧伤、老年患者。其耐药性逐年上升。

（5）克雷伯菌、肠杆菌、变形杆菌等革兰氏阴性杆菌：发病率虽低但有上升趋势。

（6）厌氧菌：如产气荚膜杆菌、破伤风杆菌等，多因深部烧伤、电烧伤、会阴部烧伤等而被感染。

105. 烧伤感染期的观察要点有哪些?

烧伤感染期的观察要点包括：体温、脉搏、呼吸、血压、胃肠道症状、创面细菌结果、意识状态、胸片、血生化结果、创面愈合情况、尿量、尿比重等。

106. 为什么烧伤患者容易感染?

烧伤患者容易感染，主要因为以下几个因素。

（1）烧伤破坏了皮肤的结构，使机体失去了防御屏障，也就是失去了皮肤对机体的保护功能。

（2）烧伤创面早期细菌污染。烧伤后脱离现场过程中难免接触外界环境，救治、运送过程中可能会触及创面，所以，烧伤患者就诊时创面已有细菌存在。

（3）创面的易感性。烧伤后局部皮肤的病理改变如充血、水肿、坏死等，使创面成为细菌的良好生长环境，特别是局部受压、潮湿和包扎部位更利于细菌生长。

（4）机体抵抗力下降。烧伤患者，尤其面积较大的烧伤患者，免疫功能会受到抑制，特别是白细胞系统、网状内皮系统和补体系统功能缺陷，全身抵抗力低下，加上疼痛、应激反应等因素，容易造成表面细菌感染的侵入而引起全身感染。

（5）抗生素的大量使用。长期大量使用抗生素或多种抗生素联合应用，破坏了正常菌群，容易发生二重感染。

107. 大面积烧伤患者为什么容易出现谵妄？

大面积烧伤患者在治疗期间容易出现谵妄的精神症状。其发生机制目前尚不明确，但可能与以下因素有关。①睡眠障碍引起的昼夜节律异常，生物钟紊乱，脑内神经递质系统的功能障碍；②手术麻醉前、麻醉中药物的影响；③创伤、感染等应急和免疫反应引起的炎性反应；④大脑内葡萄糖及某些毒素的代谢异常。发生谵妄的危险因素包括易感因素和诱发因素，易感因素包括年龄≥65 周岁、男性、认知功能障碍、脱水、营养不良、制动等；诱发因素包括镇静催眠类药物、麻醉药物的使用、机械通气、原发病（感染、低氧、休克、代谢紊乱）、监护室特殊环境（灯光、噪声）、疼痛、保护性约束、精神紧张、乙醇低蛋白血症、手术及术后并发症等。

108. 烧伤后常见哪些并发症？

（1）急性呼吸功能衰竭：早期表现为呼吸增快和低碳酸血症。无吸入性损伤者，一般伤后 24～48 小时，逐渐出现缺氧症状；有吸入性损伤者，表现为进行性缺氧，呼吸困难，严重者发生抽搐、躁动不安。

（2）肺部感染：患者常有不明原因的发热并伴有呼吸和心率增快、白细胞增高等，X 线检查有肺纹理增粗和阴影。

（3）心功能不全：患者常有心慌、心率增快、心律失常等表现，心电图和超声心动可以帮助明确诊断。

（4）肾功能不全：有少尿型和非少尿型两种。少尿型表现为少尿或无尿 1～2 周后，多尿，每日数千毫升，有高钾血症、酸中毒等表现；非少尿型表现为有色尿、蛋白尿、高钠血症、高氯血症。

（5）胃肠功能不全：常见应激性溃疡和肠系膜上动脉压迫综合征。应激性溃疡表现上腹部不适、疼痛、腹胀、黑粪等。肠系膜上动脉压迫综合征则表现为伤后第3周出现饭后上腹部饱胀、呃逆，随即出现喷射状呕吐，呕吐物中含有胆汁。

（6）化脓性血栓性静脉炎：多发生在经过创面进行静脉穿刺、切开或曾输入血管收缩药物者。

（7）多脏器功能不全：当前烧伤死亡的主要原因，是指机体发生2个或2个以上脏器功能衰竭。

109. 烧伤后如何预防肺部感染？

肺部感染是烧伤患者常见的并发症，所以，预防和护理是至关重要的。

（1）按时翻身叩背，鼓励患者有效咳嗽及排痰，尤其是严重烧伤、老人及小儿患者，更要加强背部护理。

（2）注意保暖，保持恒定室温（28℃），进行清创、暴露疗法时要避免受凉。

（3）保持呼吸道通畅，吸净呼吸道内分泌物，特别是气管切开或者神志不清的患者。同时加强雾化吸入，稀释痰液，避免痰液黏稠、结痂堵塞呼吸道。

（4）预防气管、支气管阻塞。呼吸道烧伤，特别是严重的呼吸道烧伤，由于气管、支气管黏膜被破坏，不仅失去了正常的排痰功能，而且坏死黏膜脱落容易引起呼吸道阻塞。此种情况多见于伤后1～3周内，护理时应注意观察患者呼吸情况及痰液的性状，如咳出黏膜或痰痂时要加强灌洗，发现异常及时处理。

（5）防止吸入性肺炎。进食时应将头部抬高。鼻饲前，一定要先测试胃管是否在胃内，以免引起误吸。

110. 烧伤后如何预防消化道并发症？

应激性溃疡和急性胃扩张是消化系统常见并发症，护理要点如下。

（1）应激性溃疡：早期进行胃肠道营养，或者应用胃黏膜保护药如硫糖铝等，可以起到一定的预防作用。如发生溃疡，应禁食、留置胃管并持续胃肠减压，抽出胃液、胆汁、血块，注入等渗冰盐水或等渗碳酸氢钠溶液，灌洗液中还可加入血管收缩药物如去甲肾上腺素，同时根据出血量进行补液输血等。

（2）急性胃扩张：合理进食水，避免过量，密切观察腹部体征，如出现腹部膨隆、肠鸣音减弱或消失，要及时置胃管持续减压，并经常用生理盐水洗胃，引流出食物残渣。减压的同时需禁食，一般禁食 3～5 天，等腹胀消失、肠鸣音完全恢复后再进食，开始时进食量不宜过多。

111. 如何早期诊断烧伤患者合并化脓性血栓性静脉炎？

由于烧伤创面的存在，合并化脓性血栓性静脉炎不易被发现。患者常有脓毒血症症状但找不到明确病灶，如有以下情况之一者，应高度注意。

（1）穿刺或切开的静脉有炎症表现，如局部发红，挤压穿刺点或切开处有脓液渗出。

（2）连续多次血培养均为同一菌种，并经使用大剂量抗生素后不能控制。

（3）创面无明显感染迹象而发生败血症。

112. 哪些烧伤患者存在深静脉血栓高发风险？

长期卧床，严重烧伤，休克、失水、血液浓缩，长期使用翻身床，反复静脉穿刺或深静脉导管留置，大量输液及其他损伤、疾病导致血凝性质发生改变的烧伤患者和电烧伤患者，容易并发下肢深静脉血栓。

113. 如何预防烧伤患者深静脉血栓的形成？

风险评估是预防其发生的第一步，对烧伤患者精确的风险评估，不仅有利于及时发现发生血栓的风险、提高警惕，还能指导护理人员根据评估分值采取相应的护理措施进行预防，保障患者的安全。在预防烧伤患者深静脉血栓发生时，临床上常用预防手段主要包括：针对高危人群的预防、手术患者预防、机械性预防和药物预防等。

（1）高危人群预防：烧伤后，首先，由于体液的大量渗出导致机体有效循环血量锐减，血液浓缩致黏性改变，容易发生血栓；其次，由于病情严重、肢体活动受限、长期卧床等情况，使静脉血流减慢淤滞致血栓形成。针对高危人群可进行健康宣教，讲解病因、危险因素及后果，提高警惕性，使其主动接受治疗和护理。

（2）手术患者的预防：手术前了解患者机体各方面情况，手术时尽量减少损伤血管，避免血管内膜损伤诱发血栓形成，同时尽可能缩短手术时间。手术后鼓励患者尽早进行锻炼，指导其主动和被动锻炼相结合。

（3）机械性预防：可减少静脉血液淤积，改善局部血流，增强静脉泵和肌泵的作用，从而降低血栓的形成，同时增加血液系统的纤维蛋白溶解活性，改变血液的高凝状态。烧伤科患者常用弹力套和弹力袜来预防深静脉血栓。

（4）药物预防：临床上对于烧伤患者常预防性使用低分子肝素钠、华法林、丹参和右旋糖酐等药物。低分子肝素钠是目前临床上最常用的预防用药，其作用优于普通肝素、华法林。

114. 如何预防烧伤后静脉置管感染?

静脉置管也是烧伤感染的来源之一，其预防措施如下。

（1）能够进行外周静脉穿刺的应尽量避免切开或置管。

（2）能使用浅层静脉的应避免用深部静脉。

（3）静脉输液过程中注意局部的消毒与护理。

（4）静脉置管经创面留置一般不宜超过3天，经正常皮肤不宜超过5~7天，拔除导管时最好做导管尖端的细菌培养。

115. 什么是医院内感染?

医院感染指发生在医院的一切感染，亦称医院内的一切感染，还可以称为医院获得性感染（hospital acquired infection）。广义定义可称为任何人员在医院活动期间，遭受病原体侵袭而引起任何诊断明确的感染或疾病，均称为医院感染。狭义定义为凡是住院患者在入院时不存在，也非已处于潜伏期的，而在住院期间遭受病原体侵袭所引起任何诊断明确的感染或疾病，不论受感染者在医院期间或是出院以后出现的症状，均称为医院感染。

116. 为什么烧伤病房感染率高？

（1）烧伤后，患者创面渗出液、痂下积液、溶痂产生的分泌物都为细菌提供了良好的生存和繁殖条件。

（2）烧伤病房因温度和隔离的需要，环境要相对密闭，不利于通风。

（3）医护人员洗手和换药等操作未达到标准。

（4）大量抗生素的使用。

117. 烧伤病房如何防止医院感染？

（1）严格探视制度，探视人员只限于进入探视区，不得进入病房。

（2）工作人员进入病房，穿专用工作服、鞋，戴口罩、帽子。

（3）工作人员出入病室和处理创面及大小便后，洗手并消毒。

（4）接触创面戴手套。

（5）病房空气、物品定期消毒。

（6）终末消毒制度，患者出入院应彻底消毒其床单位及病室物品表面。

118. 烧伤病房建筑布局有哪些要求？

专业性的烧伤病房犹如一个小型医疗单位，有独立的病房、换药室、手术室、治疗室、办公室、污物间，建筑结构和材料便于清洁、消毒和通风；功能区分布明确，一般分为病房、办公区域、探视区域 3 部分；病床设置，病房面积为 $20m^2$，一般烧伤患者收治 2～3 人，大面积烧伤或危重烧伤患者收治 1～2 人；每间病房门口设有洗手装置。

119. 烧伤病房哪些细菌感染需要做好接触隔离？

MRSA—耐甲氧西林金黄色葡萄球菌。

VRSA—耐万古霉素金黄色葡萄球菌。

VRE—耐万古霉素肠球菌。

MRCNS—耐甲氧西林凝固酶阴性葡萄球菌。

PRP—耐青霉素肺炎链球菌。

产超广谱 β 内酰胺酶细菌 ESBLs：大肠埃希菌、产气肠杆菌、聚团肠杆菌、铜绿假单胞菌、不动杆菌、嗜麦芽窄食单胞菌，这一系列多重耐药菌感染患者均需采用接触隔离。

120. 为什么大面积烧伤患者需要保护性隔离？

（1）大面积烧伤患者病情重，各脏器均受到不同程度的损伤，包括皮肤、消化道、呼吸道、肝肾功能均受损。

（2）对外界的抵抗力低，调节功能减弱，机体防御机制受到破坏，多种药物的联合使用，容易发生多重耐药菌的感染。外界带入的细菌容易加剧病情。

（3）治疗过程中留置管道多，常见的有气管套管、深静脉置管、动脉置管、尿管、胃管等，增加感染的机会。

121. 烧伤重症监护室感染控制策略及意义？

烧伤重症监护室除了在病室设计方面需要严格要求外，在人员管理、物品管理、出入室患者预处理及病室定时微生物细菌培养及监测、抗生素规范化使用、医务人员手卫生方面做了明确的规范和监控。做好监护室的感染控制，能有效预防和控制大面积烧伤患者的感染，降低患者的医疗费用，提高患者的救治成功率，同时有利于预防监护室、烧伤病房爆发性感染的发生。

122. 重症监护室有哪些人员管理要求？

监护室人员要求包括3部分。

（1）医护人员：进入监护室的医护人员需更换专用拖鞋、手术衣（隔离衣）、戴一次性口罩及帽子，无流行性感冒等传染性疾病。

（2）陪护人员：固定专人陪护，穿消毒后专用陪护衣服、专用拖鞋、戴一次性口罩及帽子，无流行性感冒等传染性疾病。

（3）保洁人员：进入监护室前着入室专用衣服，戴一次性口罩及帽子。

123. 烧伤病房换药有哪些管理要求？

（1）环境要求：换药尽量选择在清洁、空气消毒后的换药室进行，如必须在病室内换药时，应在卫生整顿、晨间护理后进行，杜绝无关人员在室内走动。

（2）物品：备齐换药所需的各种敷料、器械、药品、个人防护用品等。

（3）操作者：换药人员需着装整洁，戴一次性口罩及帽子，操作严格无菌，接触创面需戴无菌手套，一次性用物避免重复或过期使用，医生手术前尽量避免参与换药工作。

124. 为防止交叉感染，换药时应注意什么？

（1）在同一病室、同一时间内不能进行两个患者换药。

（2）先换清洁创面，再换感染创面。

（3）换药前洗刷双手，大换药时加穿手术衣、铺无菌巾、戴手套。

（4）解开敷料时，动作轻柔，污染敷料应置于污染敷料桶内，不能随地乱丢，换药后集中处理，必要时焚烧。

（5）换药后，及时进行手消毒，清洁室内卫生，必要时用含氯消毒剂擦拭或紫外线消毒。

125. 为什么对烧伤住院患者严格控制陪住和探视？

对烧伤住院患者严格控制探视和陪住人员，主要是为了预防感染和交叉感染，因为烧伤后皮肤的正常防御功能受到破坏，极容易引起创面感染。特殊部位的烧伤，如头面、会阴等部位，多采用暴露和半暴露疗法，如果病房内人员流动大，就会携带外界大量微生物，使空气污浊。另外，人流就像一台搅拌机，形成气流，随之细菌也容易落在创面上，交叉感染机会增多。相关研究结果显示，随着探视人员的增加，空气细菌数量也明显升高。再者患者家属看到受伤部位将会产生情绪变化，增加患者的心理负担，不利于患者的治疗和康复。

126. 探视烧伤患者有哪些注意事项？

探视时最好不要近距离接触患者，尤其是患有感冒、发烧、传染性疾病的家属，需要和患者近距离交流时，需清洗面部、鼻孔、戴口罩和帽子、穿隔离衣。在情绪上不要表现出害怕和嫌弃，会增加患者的心理压力，可以给予鼓励，并肯定其恢复的效果，帮助患者树立信心。

127. 什么是二重感染?

二重感染（superinfection），又称重复感染，是指长期使用广谱抗生素，可使敏感菌群受到抑制，而一些不敏感菌（如真菌等）乘机生长繁殖，发生新的感染的现象。使用广谱抗生素时较易发生二重感染的有难辨梭状芽胞杆菌肠炎、霉菌性肠炎、口腔霉菌感染、白色念珠菌阴道炎等。临床表现为消化道感染（鹅口疮、肠炎等）、肺炎、尿路感染或败血症等。

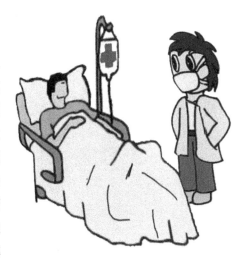

128. 大面积烧伤如何判断二重感染发生?

二重感染的临床表现与原发病有所不同，引起二重感染的细菌以金黄色葡萄球菌、革兰氏阴性杆菌和白色念球菌等为多见。临床表现为消化道感染（鹅口疮、肠炎等）、肺炎、尿路感染或败血症等，但也有些临床上并无特殊症状，不易察觉，需经病理检查发现。由于这些病原菌对常用抗生素普遍耐药，加之患者机体抵抗力降低，因此，二重感染常难以控制，死亡率较高。

129. 大面积烧伤治疗中如何预防二重感染?

首先，预防二重感染的关键是合理应用抗生素。烧伤早期可凭借经验应用抗生素，入院后随即应该进行细菌培养，根据创面细菌培养结果，准确应用敏感的抗菌药物，严格掌握应用抗生素的适应证。其次，抗生素的剂量应恰当，疗程不宜过长，一般在病情控制后 1～3 天即可停药；若用药 3 天仍无效，应停药并寻找原因加以处理。治疗期间应动态监测创面细菌培养，根据药敏结果更换抗菌药物。应用抗生素时间较长者，应特别注意患者全身情况，也可给予维生素 B_{12}、叶酸等；必要时可肌注丙种球蛋白（或胎盘球蛋白），并定期检查血象、尿、粪、痰液等，以期早日发现二重感染。

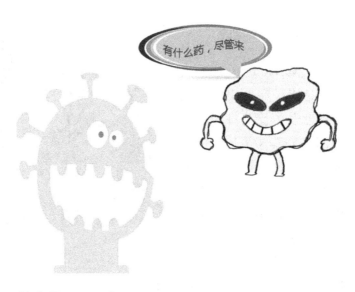

130. 什么是 MRSA?

MRSA 是指耐甲氧西林金黄色葡萄球菌,对一般抗生素均耐药,目前只有对万古霉素较敏感。

131. 耐药菌感染是否无药可治?

耐药菌感染后,是指对某一类或几类药物产生耐药,经过更换其他种类敏感的抗生素后部分可以得到控制。2007 年,据世界卫生组织统计,每年全球有数百万人感染耐药性金黄色葡萄球菌,其中约30%的人会不治身亡,这比艾滋病病毒的致死率还高。临床应结合清创、营养支持、免疫调节等措施进行综合治疗。

132. 烧伤患者营养护理的意义?

烧伤患者机体处于高代谢状态,极易引起自身蛋白质大量消耗和分解,导致机体处于负氮平衡。烧伤后营养的目的不再被认为只是单纯的补充营养,或者当作一种饱腹的手段,而是把其作为重要的治疗措施之一,因为充分有效的营养支持能为机体提供创面修复所需要的热能和各种营养物质,并可阻止或减少自身蛋白质的分解,增强机体的免疫力和创面再生能力。

133. 烧伤早期肠内营养的目的及意义是什么?

烧伤后营养支持时机对烧伤患者的预后具有重要的意义。早期、适宜的营养支持能安全、快速、有效地逆转高代谢反应对患者的影响,降低分解代谢,预防肠源性感染,从而提高患者生存率。

134. 如何计算烧伤患者的热卡需要量?

烧伤后患者代谢增高,热卡需要量也相应增加,正确评估热卡需要量,对烧伤护理有着重要的意义。计算方法中较为简单的是公式法。

(1) Curreri 公式:成人每日热卡(kJ) = 104.6 × 体重(kg) + 167.4kJ × 烧伤面积(%)。此公式应用广泛,但其最大缺点是估计大面积烧伤患者的热卡需要量偏高。

(2) 国内常用的烧伤营养公式:成人每日热卡(kJ)=4184kJ × 体表面积(m²)+104.6kJ × 烧伤面积(%),其中体表面积(m²)=[身高(m) - 0.6] ×1.5。此公式比较符合中国国情,近几年临床应用较多。

135. 如何计算烧伤患者营养素的需要量?

(1) 蛋白质需要量:烧伤患者不仅应供给足够的热能,还必须补充充足的蛋白质,以利于纠正严重的负氮平衡。蛋白质补给量一般中度烧伤按总热能的15%计算,重度烧伤按总热能的20%~25%计算。根据烧伤权威专家意见,大面积烧伤患者每日补充蛋白质为120~180g(氮20~28g),较为适宜。

(2) 糖、脂肪需要量:在补充蛋白质时,应同时给予非蛋白热量,以防止蛋白质当作热量消耗。一般蛋白质占全部热量的15%~20%(2~3.5g/kg),糖类占总热量50%~60%(7~8g/kg),脂肪占总热量的25%~30%,三大营养之间的比例应适当。

(3) 维生素需要量:维生素参与很多代谢过程,烧伤后机体代谢率增加,维生素的需要量也相应增加,且烧伤后胃肠功能紊乱,维生素的吸收发生障碍,故应大量补充。一般认为维生素 C 参与体内的氧化还原过程,以及胶原组织形成过程,并有促进创伤愈合、加速药物代谢的作用,故应每日补充1~2g。另外,还要注意补充各种微量元素。

136. 什么是流质饮食、半流饮食、软饮食、普通饮食？各适用于哪些烧伤患者？

烧伤后的患者大多数有不同程度的胃肠功能紊乱，食欲不佳或不能进食，要根据不同的病情选择不同的饮食类型。

（1）流质饮食：即液体食物，如牛奶、豆浆、各种汤（鸡汤、鸭汤、鱼汤、排骨汤）。其用法为：每日 6～7 次，每 2～4 小时一次，每次 200～300ml，总热量应为 1200～1400kcal（千卡）。适用于大面积烧伤休克期、吸入性损伤及口周手术的患者。

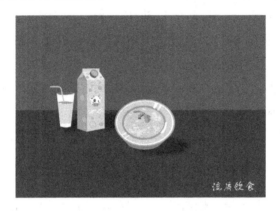

（2）半流饮食：即半流体状态食物，纤维素少，营养丰富，易于咀嚼及吞咽。如粥、面条、馄饨、蒸鸡蛋、豆腐等。其用法为：每日 5 次，每日总热量 2300kcal。适用于吸入性损伤、气管切开、发热、术后患者。

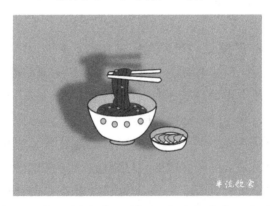

（3）软饮食：即软、烂食物，易于吞咽和消化，如软饭、面条、肉菜均匀切碎煮烂。其用法为：每日 3 次，总热量 2400kcal。适用于老幼、消化不良、咀嚼或吞咽困难、术后恢复期患者。

（4）普通饮食：即易消化、无刺激性食物。其用法为：每日3次，总热量2400kcal。适用于四肢、躯干Ⅱ度烧烫伤、病情较轻无发热患者。

137. 什么是要素饮食？哪些烧伤患者适用？

所谓要素饮食，是一种经科学配方精制的食物，含有全部人体所需且易于吸收的营养成分。具有以下四方面的特点。

（1）要素饮食是精制的液体状饮食。

（2）营养成分全面，含有人体所需的游离氨基酸、单糖、主要脂肪酸、维生素、无机盐类等。

（3）无须经过消化过程，可直接被肠道吸收，从而提高营养成分的摄入。

（4）要素饮食具有治疗的作用，可改善营养状况，促进伤口愈合，达到治疗的目的。

要素饮食适用于大面积烧伤、烫伤及烧伤早期、营养不良、烧伤术后处于恢复期的患者。

138. 要素饮食饮用中应注意什么？

要素饮食虽然有很多优点，但如饮用不当，也会给患者带来负面影响，在饮用要素饮食过程中应注意以下几点。

（1）要素饮食应新鲜配制，如配好后无法立即饮用，应保存在4℃冰箱内，以保证饮食不变质。

（2）需要经胃十二指肠管注入要素饮食的患者，每次注入后需用温开水冲洗胃管，保持其清洁与通畅。

（3）应用要素饮食初期容易出现恶心、呕吐、腹胀、腹痛或腹泻等胃肠道症状，需注意调整速度并保持一定温度，开始每分钟注入5～10ml，以后根据患者耐受情况，逐渐增加至每分钟35～45ml，温度保持在38～40℃。

（4）停用要素饮食要逐渐减量，从而减少胰岛素的分泌，避免心慌、出汗、脉速等低血糖症状发生。

（5）要素饮食有发生凝血障碍的可能，注意观察有无牙龈出血等现象，并定期检查大便潜血、出凝血时间、凝血酶原时间。

（6）采用要素饮食的患者，要注意口腔卫生。

139. 大面积烧伤供能营养素热能比例是多少？

糖类占全天总热量的 50%～55%。脂肪占全天总热量的 20%～35%。蛋白质占全天总热量的 15%～20%，重度烧伤的可占到 20%～25%。

140. 烧伤患者产生负氮平衡的原因是什么？

烧伤后高代谢是机体自我保护的机制之一，适度的高代谢有利于机体修复，但如果长期持续的高代谢状态则不利于机体修复，反而会加剧机体的消耗，出现大量的蛋白质丢失、蛋白分解增加、全身炎症反应等现象，使机体消耗增加，通过尿氮、粪氮、皮肤排氮等途径导致排出氮量大于摄入氮量，出现负氮平衡。

141. 烧伤患者蛋白质补充需要量计算方法是什么？

常用的计算烧伤患者蛋白质需要量的方法有两种：一种方法是根据烧伤面积与所需提供的总热能计算，即中度烧伤按总热量的 15%～20% 估算蛋白质需要量，重度烧伤按总热能的 20%～25% 估算。另一种方法是根据体重进行计算，即成年烧伤患者每日需要 1.5～2g/kg 蛋白质，而烧伤患儿每日需 2～2.5g/kg 蛋白质。

142. 烧伤营养支持的途径有哪些？

营养支持主要以肠内营养为主，肠外营养为辅。肠内营养的途径有 3 种，即口服、鼻胃/肠置管和胃肠造口置管。肠外营养主要包括：外周静脉置管、中心静脉置管和外周静脉植入中心静脉导管（PICC）。

143. 营养支持疗效判定方法是什么？

主要的判定方法有体重、人体营养状况测量指标（上臂周径、肱三头肌皮褶厚度）、血清蛋白、氮平衡、白蛋白、胆碱酯酶、前白蛋白等，但这些用于评估烧伤患者营养状况疗效的指标均存在一定的局限性，受诸多因素的影响，需要持续监测和（或）共同监测这些指标来判断烧伤患者营养支持和代谢调理效果。

144. 肠内营养适用于哪些患者?

吞咽且咀嚼困难、意识障碍或昏迷、消化道瘘、短肠综合征、肠道炎性疾病、高代谢状态、慢性消耗性疾病、纠正和预防手术前后营养不良、特殊疾病等患者。

145. 肠内营养支持的优点和缺点是什么?

肠内营养的优点:①可改善和维持肠道黏膜细胞结构与功能的完整性,维持肠道机械屏障、化学屏障、生物屏障、免疫屏障功能,减少应激性溃疡的发生率,防止细菌移位的发生,减少肠源性感染的发生率;②获得营养全面;③刺激消化液和胃肠道激素的分泌,有助于消化;④在同样热量和氮水平的治疗条件下,患者体重的增加和氮平衡均优于肠外营养;⑤操作与监测简单、安全、并发症少、费用低;⑥符合生理。

肠内营养的缺点:①受肠蠕动、消化和吸收功能的限制,危重患者单纯使用肠内营养维持营养状态效果差,不能提供足够的能量和蛋白质满足机体需要;②如果使用不当,会出现相应的并发症。

146. 为什么肠内营养制剂尽量选择在晚夜间使用?

日间主要以患者经口进食为主,可以鼓励患者咀嚼、增加食欲。晚夜间患者处于睡眠状态,无法经口摄入营养,通过鼻饲持续滴入,在不影响睡眠的情况下,保证足够的营养摄入,可减少腹胀、恶心、呕吐等并发症。

147. 肠内营养的常见并发症和预防措施是什么?

(1) 呕吐、腹胀、腹泻。

预防措施:在胃肠功能未完全恢复前,宜少量、低浓度、低脂肪、逐渐增大量、增高浓度和脂肪;配液和输注过程中强调无菌操作,温度不宜过低。

(2) 便秘。

预防措施:营养液的配置应注意纤维素的使用。

(3) 胃、食管反流和误吸。

预防措施:喂养时将患者置于半卧位,使床倾斜35°,防止胃潴留及反流,若胃内潴留液超过150ml,宜减慢滴速或改用鼻肠管输入营养液,必要时用渗透压低的营养液。

148. 胃肠外营养适用于哪些患者?

胃肠外营养适用于:患者胃肠功能差或有严重障碍者;肠蠕动、消化功能和吸收功能受到限制时;危重患者单纯使用肠内营养维持营养状态效果差,不能提供足够的能量和蛋白质满足机体需要。

149. 胃肠外营养治疗中如何做好静脉通道的选择及维护?

(1)外周静脉置管

选择:严重烧伤患者在肠内营养不能满足机体需要时,可采用外周静脉。

维护:由于外周静脉管径细,血流量小,为避免静脉炎与栓塞的发生,最好选用等渗液体,常用 5% ~ 10% 葡萄糖、复方氨基酸、脂肪乳剂、全血、血浆白蛋白等。

(2)中心静脉置管

选择:严重烧伤患者当肠内营养与外周静脉营养不能满足机体需要时可考虑中心静脉营养。

维护:中心静脉插管时有时会出现血(气)胸、出血、感染等并发症,操作时应谨慎,留置导管时间不宜过长。一般认为,导管入口的保护、严格无菌操作、限制置管时间 72 小时内、更换部位等至关重要,可减少导管感染的发生。

(3)外周静脉置入中心静脉导管(PICC)

选择:外周血管穿刺困难,需要长时间静脉补液和输入静脉营养。

维护:需要经过系统培训的护士方可进行置管,根据患者情况安排置管处换药时间,做好维护并每日记录外露长度、穿刺处有无分泌物等。

150. 胃肠外营养的常见并发症是什么?

(1)技术性并发症:血气胸、血脓形成、纵隔积液、动脉损伤、静脉损伤、继发血栓形成、导管栓塞等。

(2)感染性并发症:败血症、脓毒症、感染性休克。

(3)代谢性并发症:补充不足、糖代谢异常、肠外营养本身所致。

(4)补充不足:血清电解质紊乱、微量元素缺乏、必需脂肪酸缺乏。

（5）糖代谢异常：低血糖及高血糖。

（6）肝功能损伤：血胆红素及转氨酶升高。

（7）肠外营养本身所致：胆囊内结石形成、胆汁淤积及肝酶谱升高、肠屏蔽功能减退，细菌移位，肠源性感染。

151. 如何预防胃肠外营养并发症?

（1）技术性并发症预防：熟悉解剖，正确穿刺。

（2）代谢性并发症预防：注意各种营养物质的均衡性补充；注意胰岛素用量及速度；适当整理补充谷氨酰胺类肠黏膜保护剂，及早改用肠内营养。

（3）感染性并发症预防：导管置入和营养液配置执行严格的无菌操作，加强导管的护理。

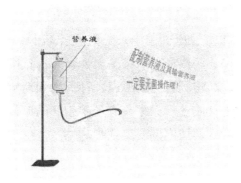

152. 烧伤后早期进食的优点有哪些?

（1）早期进食可维护肠道结构及改善肠道吸收、分泌功能。

（2）早期进食可改善肠绒毛高度及黏膜厚度、湿度、氮量。

（3）早期进食除保护烧伤后胃肠道外，对其他腹内脏器也有一定的保护作用。

（4）早期肠道喂养可降低烧伤患者激素的分解。

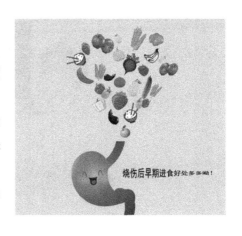

（5）降低患者的肠道感染率和死亡率。

153. 大面积烧伤休克期饮食有何要求?

烧伤休克期，如果没有恶心、呕吐，可以服食少量汤水，如果没有不适感，可逐渐增加食物的量和次，改为半流质饮食，不适宜喝大量白开水、矿泉水、纯净水，可分次少量喝糖盐水或盐水。注意饮食的温度适宜。

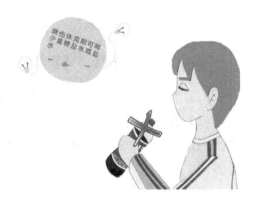

154. 大面积烧伤患者感染期饮食有何要求?

感染期在整个烧伤治疗过程中占的时间比较长，也是饮食的关键时期，要求进食高蛋白、高热量、高维生素、容易消化的食物。食物的种类有蛋、鸡、鱼、鸭、动物肝脏、猪瘦肉、骨头汤和新鲜的蔬菜、水果及乳制品等，并且增加进食的量和频率，有利于创面的修复和增强机体的抵抗力，必要时根据患者的病情配制要素饮食。

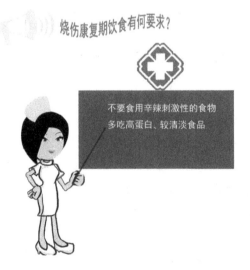

155. 烧伤康复期饮食有何要求?

在康复期继续加强营养,增强机体的抵抗力,但不适宜大量进食,以免营养过剩,加速瘢痕的增生。整个治疗过程中都应该禁止抽烟、喝酒,忌吃辛辣的食物。一般烧伤患者在满足基本饮食上适当加强营养即可。

156. 糖尿病患者烧伤后饮食有哪些要求?

糖尿病患者烧伤后一方面要增加营养物质的摄入,加快创面愈合时间;一方面要防止高血糖给烧伤患者带来的危害,需要全程密切监控血糖的变化,提供一定量的脂肪膳食可以减少机体对糖类的需求,严格按照糖尿病饮食的需要量控制进食的种类和量,减少含糖量高的水果、饼干、主食等,可将黄瓜、西红柿等代替水果,但要防止低血糖的发生。

157. 烧伤治疗中因病情变化,饮食方面应常做哪些调整?

在治疗期间,如患者突然出现呕吐、严重腹泻、吸入性肺炎和胃肠道出血等消化功能障碍的情况,需暂停肠内营养供给。在胃肠道功能未完全恢复前,宜少量、低浓度、低脂肪饮食;肠道功能恢复后,可逐渐过渡到流质饮食,增加要素膳,如匀浆膳、瑞高(肠内营养乳剂)、混合奶等,既可以提供人体需要的热量及营养素,又可直接或接近直接吸收和利用。

158. 烧伤后高钠血症患者有哪些饮食要求?

对于烧伤后出现高钠血症的患者,需进食高蛋白、高维生素、低盐或无盐饮食,尤其需避免腌制的食品和隐性含盐食物或调味品,如动物内脏、火腿肠、饮料、味精等。为了增进患者食欲和达到营养需求,可以丰富食物的颜色。

159. 烧伤后哪些患者需要留置胃管?护理上应注意什么?

留置胃管既是保证烧伤患者摄入足够的营养及热量的有效途径,又是观察胃液是否正常的窗口。适用于以下情况:严重烧伤患者口服达不到所需营养标准时;头面部烧伤后开口困难者;吸入性损伤行气管切开口服不方便的患者;极度消瘦、营养不良的患者。

在护理上应注意：

（1）胃管应妥善固定。头面部烧伤的患者，在胃管接触到面部创面时应以纱布衬垫，防止创面加深。

（2）保持胃管通畅并在胃内。在经胃管注入流食前，先抽吸有无胃液，确保胃管在胃内方可注入。

（3）保持胃管清洁。在注入流食的前、后均应注入 10 ~ 20ml 温开水，避免残留食物阻塞胃管或变质引起腹泻。

（4）注入胃内流食的量及温度要适宜。每次灌注量以 400 ~ 500ml 为宜，每日灌注 4 ~ 7 次，每次灌入的温度在 35℃ 左右，持续灌入的液温与室温相同。灌入量开始宜少，适应后逐渐增加，以免发生消化不良。

（5）做好口腔护理。

160. 什么是管饲？适用于哪些烧伤患者？护理上应注意什么？

管饲即用注射器将流质饮食注入口腔的喂养方法。适用于面部烧伤后肿胀、口周及颈部手术后的患者。

在护理上应注意：

（1）流质饮食的温度要适宜。

（2）应将流食分次注入患者口腔内，注入速度不可过快，每次以 5 ~ 10ml为宜。

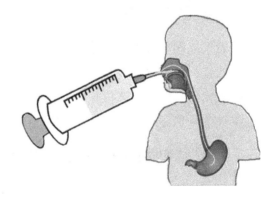

即用注射器将流质饮食注入口腔的喂养方法

（3）嘱患者直接吞咽，避免吸吮动作，从而减少下颌活动及口周肌肉运动。对于口周及颈部手术患者可避免皮片移位或皮下血肿，提高皮片移植的成活率。

（4）保证口周创面或手术区的清洁。

（5）勿将空气注入患者口腔，以免吞咽空气而发生胀气。

161. 哪些烧伤患者需要进行口腔护理？

口腔护理能清洁患者口腔，观察并预防口腔有无异常，提高患者食欲的作用。烧伤治疗中，大面积烧伤患者、口周烧伤、口腔内烧伤、口周手术、双上肢烧伤、自理能力低下、老年患者等均需给予口腔护理。

162. 烧伤后为什么有些患者血糖会升高？血糖升高就一定是糖尿病吗？

大面积烧伤或重度烧伤后的患者，由于皮肤破损或创面感染，以及使用促进皮片生长的生长激素等药物，使得血浆中糖皮质激素水平明显升高，导致一过性血糖升高。随着感染的控制，创面的愈合，血糖会恢复到正常水平。

烧伤后血糖升高不能诊断为糖尿病，因为血糖升高是机体的应激反应，因此，还要根据患者其他临床表现和实验室检查的阳性结果才能加以诊断，而血糖一项化验指标增高，不足以诊断为糖尿病。

163. 胰岛素强化治疗在大面积烧伤治疗中有哪些护理注意事项？

胰岛素强化治疗期间，常用胰岛素泵、微量泵泵入胰岛素稀释液进行血糖的维持，一般维持血糖波动在 8～10mmol/L 即可，过低、过高都需要及时调整胰岛素的泵速。血糖每 1～2 小时监测一次，及时发现血糖异常，遵医嘱调节胰岛素泵速。护士在配制、调节胰岛素泵速需要严格二人查对，防止浓度及泵速错误。治疗期间，护士应做好营养护理，确保患者三餐均匀，防止暴饮暴食或节食，杜绝血糖出现异常波动。同时护士应密切观察患者创面愈合情况和血钾变化。

164. 烧伤患者为何要尽可能保证睡眠？

生长激素（HGH）是一种肽类激素，可以促进动物和人的发育及细胞的增殖。人体激素很多都是在夜间 11：00 至凌晨 2：00 分泌最多，而生长激素呈脉冲式分泌，它的分泌受下丘脑产生的生长激素释放素的调节，还受性别、年龄和昼夜节律的影响，深睡眠状态下分泌明显增加。因此，烧伤患者尽量保持夜间睡眠。

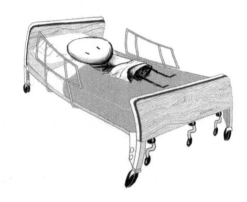

165. 烧伤治疗期间，患者口服辅助睡眠的药物会不会产生依赖性？

烧伤患者失眠大多由疼痛、卧位不舒适、焦虑等原因引起，治疗期间为确保创面早期、快速地修复，必要时口服辅助睡眠的药物，待疼痛缓解、创面愈合后，失眠症状将会得到明显改善，短期口服辅助睡眠的药物不会产生药物依赖性，确保良好的睡眠会促进创面的早日修复。

166. 创面晚夜间痒感明显是皮肤生长的征象吗？

烧伤患者在修复期创面瘙痒是普遍存在的问题。瘙痒是由于创面修复过程中瘢痕的增生，神经末梢和组织的修复对组织的刺激引起，日间由于活动等因素分散注意力对痒感的感知不敏感；而夜间安静休息，加上晚夜间生长激素分泌旺盛，创面修复加快，痒感会较为强烈。但应该排除创面湿疹、药物过敏、包扎过紧等引起的瘙痒。

167. 烧伤后哪些患者需要气管切开？

（1）面颈部烧伤后水肿严重者。为防止水肿组织压迫气管引起窒息，而行预防性气管切开。

（2）重度吸入性损伤者。可改善通气功能并保持气道通畅。

（3）肺功能衰竭，需要呼吸机辅助呼吸的患者。

（4）呼吸道梗阻患者。

168. 颈部烧伤患者并无吸入性损伤，为何可能进行气管切开？

颈部烧伤患者，由于颈部组织疏松，烧伤后肿胀明显，肿胀达到一定程度时会向深部组织扩展，继而压迫气管，引发患者出现呼吸困难或窒息，如发现或处置不及时将危及患者的生命。因此，颈部深度烧伤患者，尤其肥胖、颈部短粗患者、婴幼儿，应早期行预防性气管切开。

169. 如何护理烧伤后气管切开的患者？

（1）必须严格执行无菌操作。

（2）吸痰时动作要轻柔，如分泌物黏稠，可用微量泵持续泵入湿化液3～5ml/h，或无菌注射器注入 5～10ml 生理盐水冲洗气道，然后立即吸出。

（3）保持呼吸道湿润，用人工鼻或湿纱布 2～3 层覆盖气管口，并保持纱布湿润，定时行雾化吸入。

（4）鼓励患者有效咳嗽或定时叩背，预防肺部感染。

（5）准备专用的气管切开护理盘、吸引装置及吸氧装置，气管切开护理盘每 24 小时更换一次，吸引装置及吸氧的湿化瓶每周清洗消毒两次。

（6）气管喉垫很容易潮湿，要及时更换，保持局部干燥。

（7）根据颈部的水肿情况，随时调节套管固定带的松紧，以免气管套管滑脱。

（8）保持气管套管口的清洁，及时用无菌棉签或无菌棉球擦拭。

170. 什么是气管切开患者肺部护理"三部曲"？如何操作？

气管切开患者肺部护理"三部曲"是指烧伤气管切开患者肺部护理的三个环节，包括雾化、叩背、吸痰。具体操作：在给予患者吸痰前，湿化气道，定时行超声雾化吸入，将气管和支气管内痰液充分稀释、溶解后，再进行叩背。叩背分为手法和仪器两种。手法叩背为叩击者一手掌掌侧五指并拢呈杯状，以手腕力量从肺底自下而上、由外向内迅速叩击背部，从第 10 肋间隙胸部、第 6 肋间隙至肩部，注意避开乳房和心前区，力度适宜；每次叩击时间以 5～15 分钟为宜，每分钟 120～180 次，叩击时发出一种空而深的拍击音。仪器叩背选择震动排痰仪，以患者能耐受的档位实施叩击，叩背的部位同手术叩背，一般以 10 ~ 15 分钟为宜。叩击可以促进痰液、痰痂、脱落黏膜等松动和排出，最后经气管套管吸痰，以达到最终排痰效果。

171. 什么是分段吸痰技术?

由于气管切开患者的套管口经常暴露于空气中，同时套管口常常附着痰液，容易滋生细菌，而痰液较多的患者，其套管口痰液往往容易被周围细菌污染，所以，每次吸痰先取一根吸痰管吸尽套管口及套管内部的痰液后，更换新的吸痰管，方可进入气管内吸痰的方法，分段吸尽痰液，能有效预防或降低肺部感染的发生。

172. 分段吸痰技术如何操作?

具体操作：第一次取一根吸痰管插入气管套管的深度，吸尽气管套管内部的痰液，再取第二根吸痰管深入吸尽气管内的痰液，每次进入后都需更换吸痰管，这种操作方法能有效避免将气管套管口污染的痰液带入气管深部引发肺部感染。

173. 气管切开 "人工鼻" 使用的适应证及其消毒隔离方法是什么?

人工鼻适用于经人工气道自主呼吸及呼吸机机械通气的患者，起到加温、保湿的作用，改善肺功能，降低肺部感染的发生率。人工鼻为一次性使用装置，放在气管切开处，原则上每日更换，潮湿、痰液污染时随时更换。

174. 气管切开患者常用气道温、湿化手段有哪些?

（1）间断推注湿化法：气管导管口用人工鼻或两层湿纱布覆盖，增加吸入气体湿度，并每隔 1 ~ 2 小时用无菌注射器在患者吸气时向气管套管内滴入祛痰剂，应根据患者具体情况酌情掌握间隔时间及滴入量，一般每 2 小时一次，每次 2ml。

（2）输液管持续滴注法和泵注持续湿化法：将输血器除去针头后的硅胶管插入气管套管内 6 ~ 8cm，根据痰液黏稠度，用微量泵持续恒速滴入气道 3~10ml/h。

（3）雾化式湿化法：超声雾化是利用超声声能为动力，将湿化液撞击成直径 0.5~1.0μm 的雾滴，有较高的穿透性，随患者的呼吸进入终末支气管及肺泡，从而达到湿化和药物治疗的目的，但较长时间的雾化可导致患者血氧分压下降。可采用小雾量、短时间、间歇雾化法，每 2~4 小时雾化10~20分钟。

（4）呼吸机辅助通气的患者，呼吸机的湿化器内必须加入规定量的蒸馏水，并定时检查添加，通常使吸入气体维持在 32~35℃；呼吸滤器，又称温－湿交换过滤器（HME），是一个轻巧而柔软的接管，由数层吸水材料及亲水化合物制成的细孔网纱结构的过滤装置，它能模拟鼻的功能，将呼出气中的热和水气收集并保留下来，以温热和湿化吸入的气体，吸气时气体经过呼吸滤器，热量和水分被带入气道内，保证气道获得有效、适当的湿化。同时，它对细菌有一定的过滤作用，能降低管路被细菌污染的危险性。呼吸滤器作为被动型湿热交换器，模拟人体解剖湿化系统的机制，具有适度湿化、有效加温和滤过功能，从而维持呼吸道黏液－纤毛系统的正常生理功能，保持呼吸道内恒定的温度和湿度，广泛适用于建立人工气道的患者。

（5）气道冲洗：气道冲洗的时机是在患者呼气末吸气初时沿导管管壁快速一次性注入冲洗液 10~20ml，使患者将药液吸入终末支气管及肺泡内，利用呛咳刺激反射将气道内痰液排出。冲洗可反复进行，但剂量不宜过大。

175. 如何判断气道湿化效果？

气道湿化效果是否满意可根据痰液黏稠度的变化来作为判断。痰液黏稠度分为三级：Ⅰ级，痰液外观稀薄，容易咳出；Ⅱ级，痰液外观稍稠，需用力方能咳出，吸痰时痰液黏附于吸痰管壁，冲洗可冲净；Ⅲ级，痰液外观明显黏稠，不易咳出，吸痰时附于管壁上，冲洗不净。Ⅰ级痰为湿化满意，Ⅱ级、Ⅲ级痰为湿化不足。如果患者痰液较Ⅰ级更稀薄，有频繁的呛咳，提示湿化过度。

176. 烧伤病人常用哪些雾化吸入药液?

雾化液的选择根据患者的具体情况遵医嘱执行。常规湿化液选择 0.45% 生理盐水，根据不同患者的痰液黏稠度、肺部感染情况、气道损伤状况等，酌情增加地塞米松、庆大霉素、α 糜蛋白酶 8000U、外用重组人生长因子、盐酸氨溴索注射液稀释液或纯液，也可选择 0.25% ~ 0.5% 碳酸氢钠溶液、布地奈德、沙丁胺醇等药物。

177. 气管切开套管何时可以拔除?

气管切开套管拔除前，要充分评估是否安全，如患者的气管切开时间、风险因素、意识状态、自主呼吸情况、咳嗽反射及吞咽反射是否存在、清理呼吸道能力、痰液量和色、有无肺部感染、吸入性损伤气道黏膜恢复情况等多种因素。选择适当的拔管时机可以增加安全拔管系数，防止二次置管或置管时间过长造成的严重并发症。当患者意识清楚、自主呼吸稳定、咳嗽有力、无肺部感染或感染明显改善、无气道出血等并发症、气道黏膜修复完整后就可以考虑拔管了。作为大面积烧伤感染源之一的气管切开置管，在病情允许的情况下应尽早拔管，拔管前应试堵管 2 ~ 3 天，无缺氧症状、自主有效排痰、昼夜呼吸平稳就可以彻底拔管了。

烧伤创面处置与护理

178. 如何保护烧伤创面?

从早期的自救、创面的清创到常规创面换药,全过程都应贯穿保护创面这一原则,其目的是为创面的早日修复提供有利条件。

(1)烧烫伤自救的原则:尽快脱离致伤源,然后清除致伤物质。如烫伤,首先脱去外衣,再用剪刀把内衣剪去,防止因脱内衣不当损伤创面。

(2)创面早期清创:根据创面的深浅度、部位,分别进行不同创面处理。在全身状态允许的情况下进行适当处理,如去除黏附于创面上的异物及趋缩或破碎的疱皮。必要时以1:1000新洁尔灭和生理盐水清洗,四肢可采用75%酒精或0.5%碘伏纱布包扎疗法,放置功能位,并稍抬高,观察指端血液循环是否良好,同时还要观察包扎处有无渗出液,保持局部清洁;面、躯干、臀部一般行暴露疗法,Ⅱ度创面可应用0.5%碘伏或磺胺嘧啶银等;Ⅲ度创面可涂1%~2%碘酒,保持创面干燥。

(3)常规创面换药:换药遵循严格无菌操作,保护创面,避免操作不当而加深创面。每次换药时,先将外层敷料去除,内层敷料用0.9%生理盐水浸透待数分钟后轻轻揭去,根据创面的情况,分别采用药物进行包扎和半暴露疗法。

179. 创面起水疱怎么办?

创面起水疱大小与烧伤的深度、部位有直接关系。深Ⅱ度烧伤损害表皮、真皮深层和部分皮肤附属结构,受累处原有组织结构消失,发生凝固坏死,出现的水疱比较小,一般无须处理。浅Ⅱ度烧伤损害表皮全层和真皮浅层,表皮与真皮分离,毛细血管通透性增加,渗出物积聚于其中,形成表皮下水疱,受损区皮肤越薄(如腹壁或四肢内侧),水疱也越大。水疱应尽量保留分离的表皮，它可保护创面，若水疱已破，疱皮皱缩，应将其剪除。小水疱无须处理，待自行吸收。大水疱（直径＞1cm）可用注射器抽出疱液或在水疱低位剪一洞引流，疱皮应保留。水疱处理完毕后外涂相应药物。

180. 水疱皮为什么要保留？

若水疱皮完整，烧伤表层的水分丢失与正常皮肤相同，对创面有良好的保护作用，其作用如下。

（1）减少水分蒸发，如将水疱皮去掉，则水分丢失速度很快，初期最多为正常皮肤的 100 倍。

（2）减轻疼痛。

（3）不会因干燥使创面加深。

（4）保护创面不易被污染，也减少了细菌感染机会。

保留水疱皮的完整性，除对真皮起保护作用，同时可改善治疗效果，但是水疱皮一般只保留至伤后 3～5 天，若保留时间延长，往往可形成疱内感染，因此，正确处理水疱皮很重要。

181. 烧伤创面多长时间才能愈合？预后如何？

烧伤创面愈合时间一般与烧伤深度有着密切的关系。

Ⅰ度烧伤：一般病变轻，皮肤损伤仅限于表皮的浅层，生发层未受损，一般 3～5 天即可修复，愈合后可有脱屑，轻度色素沉着，不留瘢痕。

浅Ⅱ度烧伤：损伤表皮全层和真皮浅层，仍有残存的生发层，故有上皮再生能力，创面无感染，一般 1～2 周可修复。愈后可有色素沉着，不留瘢痕。

深Ⅱ度烧伤：损伤表皮全层、真皮深层和部分皮肤附属结构，创面的愈合主要靠残存的皮肤附属结构（毛囊、汗腺、皮脂腺）的上皮增殖形成皮岛及伤区周围的上皮细胞爬行生长，逐渐融合，一般需 3～5 周愈合；或借助手术植皮可愈合。愈合遗留瘢痕。

Ⅲ度烧伤：损伤皮肤全层及其附属结构，已达皮下脂肪。由于皮肤及其附件结构全部烧坏，故无上皮再生能力，创面的修复必须靠手术切除焦痂，行皮肤移植覆盖创面。愈合留有瘢痕或畸形。

Ⅳ度烧伤：损伤皮肤全层、皮下脂肪，甚至深达骨骼、肌肉和内脏等。因创伤深而重，需应用负压封闭引流技术，培养肉芽组织后才可植皮手术封闭，或者转移皮瓣组织方可覆盖修复。预后留有瘢痕和畸形。

烧伤创面愈合时间受多种因素影响。例如年龄，老年人愈合慢而小儿则愈合快；感染，无感染创面愈合快而感染创面愈合慢；营养，营养良好的患者创面愈合快，反之则慢。

182. 烧伤创面是如何愈合的？

烧伤创面愈合过程包括炎症反应、细胞增生、创面的上皮化或瘢痕组织形成。浅Ⅱ度创面主要是靠表皮细胞的增殖、分化、迁移修复愈合的。深Ⅱ度烧伤创面在血管内皮细胞和成纤维细胞增殖的基础上，依赖于创面中残存皮肤的上皮细胞迁移、增殖、分化封闭创面。Ⅲ度烧伤创面，面积 $<4cm^2$ 或直径 $<1.5cm$ 的创面，可以靠创缘的表皮细胞增殖、迁移而修复；面积大于此范围的创面，则只能依靠自体皮片移植来修复。

183. 有的烧伤创面愈合后为什么会出现反复破溃？

烧伤创面愈合后反复出现破溃，主要是由深度烧伤后创面的修复质量造成的。因烧伤本身已毁损大部分甚至全部真皮，加上日后由于创面炎症等往往使皮肤原来的真皮层消失殆尽，通过刃厚小皮片或微粒植皮技术虽能使创面愈合，但由于其缺乏真皮层，导致愈合后的创面弹性极差，皮肤凹凸不平，容易挛缩且不耐摩擦，甚至反复起小水疱破溃而形成创面。

184. 烧伤后门诊换药的患者在家庭护理中应注意什么？

烧伤后门诊换药的患者家庭护理应注意以下方面。

（1）烧伤部位的护理。除按医生的要求定时到医院换药外，家庭中应注意体位。四肢抬高，保持功能位；面部烧伤宜取半卧位，以减轻肿胀，保持呼吸道通畅；包扎部位观察松紧度和外层敷料有无渗出液，同时保持局部的清洁，防止污染创面；待创面愈合开始活动，防止功能障碍，如手部的运动，可做一些力所能及的家务劳动。

（2）保持室内空气清新，温、湿度适宜。一般室温维持 $26 \sim 30℃$，湿度 $50\% \sim 60\%$ 为宜，这样有利于烧伤患者的休养，对创面的愈合也起到辅助作用。

（3）营养的调配。原则上是高蛋白、高热量、高维生素和适量的脂肪饮食，但对于个别食欲差的患者，为保证进食的质量，可选择质量高的饮食，家属应千方百计增加其食欲，使其尽量多吃，进食前少量喝汤有时可增进食欲，但不能过多，以免占据胃容量，影响进食。营养状况的好坏，可直接影响创面的修复，对患者的恢复起到一定作用。

三者互相联系，缺一不可。

185. 烧伤后换药多长时间一次合适？

烧伤新鲜、无污染浅Ⅱ度创面，用酒精纱布包扎 1 周左右；较清洁的深Ⅱ度和Ⅲ度创面，应隔日 1 次；若创面污染较重，应每日 1 次。首次更换敷料的时间依不同情况而定。创面包扎后数小时有的可见渗液湿透敷料，如部分浸透，可在局部加棉垫继续加压包扎；如浸湿范围大或被大小便污染，则需立即去除全部敷料，重新用纱布和棉垫包扎。内层敷料若较干燥、无异味，不需揭掉内层纱布，更换外层敷料即可；包扎过程中若出现体温和白细胞计数增高，疼痛加重，或通过敷料可嗅到创面有异味，表明创面出现感染，应立即更换敷料。以后可根据创面分泌物的多少决定换药时间。

186. 烧伤换药一定要到烧伤专科医院吗？

烧伤患者换药尽可能到烧伤专科医院换药或到附近的综合医院门诊所、卫生机构等部门换药，千万不能在家用偏方换药，以免延误治疗时机，加重烧伤创面，带来不必要的损失。烧伤面积偏大或特殊部位的烧伤，特别是面部、会阴等部位，一定要到烧伤专科医院换药，因为治疗不当，可影响功能，造成创面感

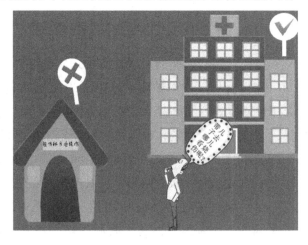

染加深，甚至危及生命。到专科烧伤医院换药有三大保证，一是换药室配备有经验的专科医生和护士；二是严格无菌操作；三是采用特制的烧伤药品，每次换药根据创面情况采用不同的药品，有利于创面早日修复。

187. 为何创面换药后容易出现发热？

烧伤创面换药后出现发热，需排除患者是否存在感冒、感染等，多数由于创面坏死物质清除或部分清除后，创面细菌进入血液循环引起，根据医嘱对症处理，同时给予患者多饮水即可缓解。当创面坏死物质逐步脱落、创面清洁时，换药后发热症状随即减轻直至消失。

188. 烧伤创面常用的外用药物有哪些？

根据药物作用不同，可将烧伤创面常用外用药分为五类。

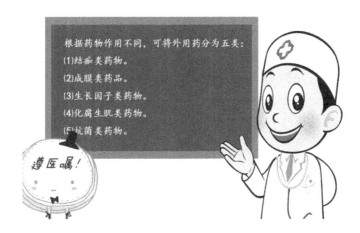

（1）结痂类药物：适用于新鲜烧伤创面，可以促进创面形成干痂，减轻感染。深度烧伤创面还可以达到痂下愈合的目的。浅度烧伤创面常用中药制剂，如地榆、虎杖、元冬青、酸枣树皮等；深度烧伤创面常用1%～2.5%碘酊。

（2）成膜类药品：主要适用于浅Ⅱ度烧伤创面。将药物喷雾或涂拭于烧伤创面上，形成薄膜，具有保护创面、预防感染和减轻疼痛的作用。常用的药物有烧伤Ⅰ号、德莫林等。

（3）生长因子类药物：适用于任何烧伤创面，生长因子作用于创面，通过参与炎性细胞的趋化、细胞增殖、成纤维细胞的合成等，达到促进创面愈合的目的。常用的药物有金因肽、多济敷或成纤维细胞生长因子等。

（4）化腐生肌类药物：适用烧伤焦痂或痂皮开始溶解的创面，通过溶解创面的坏死组织，使坏死组织尽快与正常组织分离，减轻感染和中毒症状，为植皮做好准备。常用的药物有银锌霜、康惠尔等。

（5）抗菌类药物：可根据创面的情况选择不同的抗菌药物，如含银敷料；清洁创面可用1%磺胺嘧啶银糊剂；焦痂感染的创面用10%磺胺米隆霜剂；轻微感染的创面可用庆大霉素等。创面局部使用抗菌药物要注意用药时间不可过长，以免产生耐药菌株。

189. 烧伤患者选择外用药时应注意什么？

（1）应根据创面情况，有无感染、有无水肿、出血、创面深度等进行选择。

（2）烧伤后应到烧伤专科医院就诊，在专业医师的指导下用药，不可盲目用药，以免延误治疗。

（3）应了解药物使用剂量、方法、注意事项和不良反应等。

（4）掌握药物应用时机。

（5）不能单纯依赖外用药，应定时彻底清洁创面，及时清除创面分泌物和坏死组织。

190. 磺胺嘧啶银是一种什么药？

磺胺嘧啶银是一种有机银的干粉样化合物，是目前临床上应用最广泛的一种外用广谱抗菌药物，有很强的杀菌作用。它可以释放出磺胺嘧啶银离子，磺胺嘧啶入血，银离子与细菌的 DNA 结合，从而达到杀菌的作用。磺胺嘧啶银不溶于水，多制成霜剂和调制成糊状，外涂于创面，有时也可将其直接撒于创面上，主要适用于烧伤早期清洁创面。有研究表明，伤后24 小时内使用效果最佳。

191. "长皮"的针多打好吗？

所谓长皮的针即临床上所指的具有促进创面愈合作用的重组人生长因子类药物，属于外源性生长因子，市场所售有金磊、珍怡等注射液。据研究表明，生长因子参与创面愈合的全过程，是一类对细胞生长与分化有显著调节作用的多肽，可以引起炎性细胞趋化性迁移、合成、分泌创面愈合所需的多种物质。

浅Ⅱ度和深Ⅱ度烧伤创面应用重组人生长因子后愈合时间平均缩短1~2天，但对于生长因子的临床研究只是一个起步阶段，生长因子在烧伤创面愈合过程中不同阶段的确切作用尚不清楚，生长因子之间还存在促进或拮抗作用。合理应用外源性生长因子，以达到缩短创面愈合和提高愈合质量的目的，还亟待进一步研究。因此，长皮的针不是打得越多越好，应根据病情酌情用药。

192. 如何判断烧伤创面已发生感染?

（1）烧伤创面加深坏死。

（2）分泌物增多，尤其是脓性或稀薄血性分泌物增多。

（3）创面有炎性浸润，出现大渗出血斑或出血点。

（4）创面痂皮组织提前溶解。

（5）创面灰暗干枯、无生机或有脓苔、菌苔，严重者出现坏死斑。

（6）痂下细菌定数 $>10^5 cfu/g$。

（7）体温升高或低于正常，血中白细胞计数增高或下降。

（8）精神状态异常、呼吸困难、腹泻或腹胀等症状出现。

以上各项表现和检验结果均可判断烧伤创面已发生局部或全身感染。

193. 如何预防创面感染?

烧伤创面是烧伤感染中明显而主要的病原菌侵入途径，其预防措施如下。

（1）保持创面干燥，遵医嘱定时创面涂药或灯烤、吹风机吹干；对渗出较多的创面应及时更换棉垫；当创面水疱多且大，难以自行吸收时，常规消毒后用无菌注射器抽吸疱液，以减少细菌的生长。

（2）尽早切除坏死组织。

（3）减少病室内人员流动。

（4）保持病室清洁，环境应相对干燥，以相对湿度30%左右为宜，并定时进行消毒。

（5）保持创周正常皮肤清洁。

194. 什么是创面脓毒血症?

创面脓毒血症是侵袭性感染的一种，是创面细菌量达到一定量后向深部组织或其他正常组织侵入，引起深部血管栓塞、组织坏死、全身中毒症状。创面脓毒血症多由于革兰氏阴性杆菌所致，呈弥漫性，是烧伤患者死亡的主要原因之一。脓毒血症的发生与烧伤面积、烧伤深度、创面感染、休克期救治是否及时到位，以及患者机体功能、营养状态等因素有关。

195. 如何诊断创面脓毒血症?

（1）体温 >39℃ 或 <35.5℃，连续 3 天以上。

（2）心率 >120 次/分。

（3）白细胞计数 > 12.0×10^9/L 或 < 4.0×10^9/L，其中中性粒细胞 >80% 或幼稚粒细胞 >10%。

（4）呼吸频率 >28 次/分。

（5）临床症状或体征：精神抑郁，烦躁或谵语；腹胀、腹泻或消化道出血；舌质绛红、无刺、干而少津。

烧伤后凡临床上具有细菌学证据或高度可疑的感染并符合以上前 4 条中的 2 条加上第 5 条中任何一项症状即可诊断为脓毒血症。

196. 如何防治创面脓毒血症?

（1）积极处理创面。创面感染仍然是引起创面脓毒血症的首要因素，因此，积极、有计划处理创面，防止创面感染是非常重要的。保持创面清洁干燥，避免其受压。对于深度烧伤的创面应早期切痂，尽早清除坏死组织。

（2）积极全身治疗，防止休克的发生。

（3）切断外源性感染途径。严格无菌操作，完善各项消毒隔离措施，做好静脉置管、气道护理、尿管留置的护理工作，避免医源性感染。

（4）合理应用抗生素防治感染。

197. 什么是烧伤暴露疗法？适用于哪些患者？

所谓烧伤暴露疗法，是不用敷料覆盖或包扎，将创面暴露于温暖、干燥的空气中，促使创面迅速结痂，造成一个不利于细菌生长的环境，有利于控制、减轻感染的治疗方法。采用暴露疗法，便于观察创面，有利于控制感染。部分Ⅲ度创面，可避免手术，达到痂下愈合的目的，同时可节省敷料。烧伤暴露疗法对以下几种情况较适用。

（1）大面积深度烧伤可推迟创面感染时间，做到有计划地处理创面。

（2）头面、颈、躯干、会阴、臀部烧伤，这些部位不容易包扎，包扎后敷料也容易松动，同时容易造成细菌感染。

（3）夏季、炎热的环境中。

（4）战时或成批患者烧伤时，敷料一时供应不足。

（5）严重感染创面，尤其是绿脓感染、霉菌感染。

198. 实施暴露疗法要注意什么？

（1）暴露疗法对环境要求较高，要保持环境清洁、温暖、干燥，室温30～32℃，相对湿度30%左右。

（2）保持创面清洁干燥，以防止感染，避免创面受压，接触创面用品应为无菌。创面有渗出时，可利用烤灯、远红外线加热器烘烤创面，这样可加速创面干燥。

（3）根据烧伤创面的深浅度选择外用药涂擦创面，浅Ⅱ度创面用0.25%～0.5%碘伏，Ⅲ度创面涂1%～2%碘酒。值得注意的是，碘酒对正常皮肤有腐蚀作用，如不小心将碘酒涂到正常皮肤后，应立即用酒精脱碘。

199. 什么是烧伤半暴露疗法？适用于哪些患者？

所谓烧伤半暴露疗法，是用单层药液或凡士林纱布黏附于创面，任其暴露、干燥，达到保护创面、控制感染的目的。

半暴露疗法适用于脱痂后有较多皮岛生长的深Ⅱ度创面，不方便包扎的植皮区及供皮区。

200. 烧伤患者实施半暴露疗法时要注意什么?

（1）纱布应与创面等大，勿使创面裸露，但也不宜超出创缘，以免与正常皮肤或焦痂黏贴不牢而脱落。

（2）纱布与创面必须贴紧，勿留空隙，以免脓液存积。

（3）一般应每日或隔日更换一次敷料。

（4）浅Ⅱ度烧伤发生感染时，应将痂皮去除，清除脓液或经淋洗、浸泡、湿敷等使创面洁净后，改用抗生素纱布半暴露疗法，感染多可控制。

（5）与深Ⅱ度创面黏附紧密的纱布，无须强行揭除，待创面愈合后即可自行脱落。

（6）坏死组织未脱尽的创面不宜施行半暴露疗法，因为半暴露的纱布变干后，不利于引流。

（7）不宜在痂皮、焦痂上实施半暴露。

（8）禁用于肉芽创面，因为它不利于肉芽组织生长和引流。

201. 什么是脱痂疗法? 脱痂疗法适用于哪些患者?

脱痂疗法是深度烧伤创面的处理方法之一，系待焦痂或痂皮已溶解，坏死组织与创面基底部的肉芽面趋于分离，仅有少许纤维带附着时，从焦痂的边缘开始，在其深部将纤维束蒂切断，逐步清除焦痂或痂皮的方法。此疗法适用于以下患者。

（1）深Ⅱ度或Ⅲ度烧伤创面的患者。

（2）散在的非功能部位的深度创面的患者。

（3）焦痂已经糜烂开始溶解，失去了切（削）痂或剥痂时机的患者。

202. 脱痂疗法的注意事项是什么?

（1）在未分离前，尽可能保持焦痂（痂皮）完整、干燥，避免受压潮湿。

（2）由于脱痂疗法病程长，感染的发生概率大，患者应有充足的心理准备。

（3）脱痂疗法的患者可采用全身浸浴或局部创面浸泡，以起到清洁创面、促进痂下愈合的作用。

（4）脱痂疗法愈合后的创面要及时配戴弹力套，防止瘢痕增生。

203. 什么是浸浴疗法？浸浴的目的是什么？

浸浴疗法又称水疗，将患者身体的全部或部分浸于温水或药液中一定时间，是治疗烧伤的重要措施之一。通过浸浴疗法达到如下目的。

（1）可以比较彻底地清除创面脓汁及疏松的脓痂和坏死组织。

（2）可减少创面的细菌与毒素。

（3）可使痂皮或焦痂软化、促进分离，便于剪痂，有利于引流痂下积脓。

（4）可控制感染，促使严重烧伤后期残留的顽固小创面愈合。

（5）可减少患者换药时的疼痛，因浸浴后敷料去除容易。

（6）患者浸浴时，可促进循环，改善功能。

204. 浸浴疗法适用于哪些烧伤患者？哪些人禁用？

浸浴疗法适用于：烧伤后任何感染创面；常规换药不能清除创面分泌物者；烧伤后期残余创面；烧伤创面植皮术前；烧伤创面痊愈后功能锻炼者。

禁用人群：对于大面积烧伤早期（1~2周内）；出现败血症或脓毒血症的患者；有严重心肺疾病和全身状况差的患者；妇女月经期则禁止浸浴。

205. 烧伤浸浴治疗常用哪些制剂？

根据烧伤患者创面情况，烧伤浸浴治疗常用的消毒制剂有次氯酸钠、食盐、84消毒液、复春散、小儿可使用威露士消毒液等。浸浴时需遵医嘱掌握好配制浓度及比例。

206. 烧伤浸浴治疗前需做哪些准备？

浸浴疗法时，会消耗患者大量的体力，所以进行治疗前，先需评估患者的生命体征、进食情况、有无不适主诉。根据患者体温，准备浸浴药液的温度，调节好浸浴间的室温，根据病情准备心电监护、吸氧、吸痰装置，妥善固定各管道，准备带入浸浴间的药液等。

207. 实施浸浴疗法护理上应注意什么？

（1）初次浸浴时，应让患者了解浸浴过程，主动配合治疗。

（2）浸浴前可适当进食，以防止虚脱，但不宜过饱，在浸浴中，如患者出现面色苍白、心慌、出冷汗、脉细弱等虚脱表现，应立即停止浸浴，并给予相应处理。

（3）浸浴水温以高于体温 1~2℃ 为宜，如体温达 39℃ 时，水温也不可再高。浸浴时间不可过长，每次浸浴 30~45 分钟即可，首次浸浴不超过 30 分钟为宜。

（4）颜面、头部烧伤的患者，应先清洗颜面，再清理躯干、肢体、会阴、肛周，以免污水污染面部；有气管切开的患者，应防止水流入气管引起呛咳及肺部感染。

（5）应先清洗无痂创面，再剪除分离的焦痂，以免在浸浴开始时即发生创面出血。

（6）注意保暖，浸浴时注意室温保持在 30℃ 左右，浸浴后应迅速用干纱布拭干，防止受凉。

（7）有静脉输液时，应妥善保护穿刺局部，防止污染。

208. 什么是湿敷疗法？适用于哪些烧伤患者？

所谓湿敷疗法，就是将浸有生理盐水或抗菌药物的潮湿纱布敷于创面，利用纱布的吸收作用，达到清除渗出物、脓液的目的，从而清洁创面，便于引流的方法。

湿敷疗法适用于烧伤后感染重、创面脓液多，以及肉芽创面准备植皮的患者。

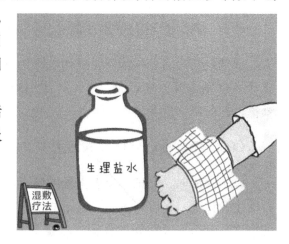

209. 烧伤患者实施湿敷疗法应注意什么?

（1）用作促进焦痂（痂皮）分离时，要掌握适当时机，在焦痂（痂皮）未分离时，切忌贸然使用，以免焦痂（痂皮）浸渍软化不能从创面脱下，导致大量细菌生长繁殖。

（2）脓汁与坏死组织黏附较多的创面，采用敷料交换与常规0.1%新洁尔灭或0.9%生理盐水清创的方法难以清洁创面时，可使用湿敷。

（3）根据创面感染程度，决定湿敷次数。感染较重，每日应湿敷2~4次；感染轻者，每日湿敷1次即可。

（4）肉芽创面的患者使用时间不宜过长，因为长时间湿敷可使肉芽创面苍老、水肿。

（5）为减少换敷料时出现出血和疼痛的情况，可紧靠敷料贴一层网眼纱布。

（6）湿敷纱布不宜太湿，以防止创面浸渍。

（7）湿敷所用药液通常为等渗盐水，也可用0.1%新洁尔灭等消毒液。还可根据创面细菌培养的药物敏感试验，选用敏感的抗菌药物溶液。

210. 什么是焦痂切开减张术?

当颈部、四肢、躯干深度烧伤后，一旦坏死组织表面形成一层硬如皮革样、无弹性的环形焦痂，就会引起呼吸困难、肢体血液循环障碍、回流不畅，严重者可造成肢体坏死，甚至威胁生命。沿肢体的外侧（包括手足）将焦痂切开，以缓解肢体血液循环等问题的手术方法，称为焦痂切开减张术。一般切开时切口长度要超过烧伤Ⅲ度边界，延伸到浅度烧伤创面，甚至达到正常皮肤；深度则要达筋膜层，对电烧伤或严重热压伤甚至要切开肌膜减张。切开减张后的伤口简单止血后，用碘伏纱布填塞，然后用针线缝合或订书机固定。焦痂切开减张时应避开主要血管和神经。

211. 为什么颈部、四肢、躯干深度烧伤后要行焦痂切开减张术?

因为深度烧伤后所形成的焦痂多为压缩性焦痂，无弹性，紧紧环匝在体表，限制了深层水肿组织向外扩展，使痂下压力逐渐升高，对周围组织持续产生压迫作用，影响了局部和远端的血液循环，使其间生态组织失去血运而坏死。如果压力继续增高会引发挤压综合征。不同部位焦痂的形成会对机体产生不同影响。

（1）在肢体主要是压迫深部的血管与神经组织，容易导致一组或几组肌群缺血性坏死，发生指（趾）端坏死甚至整个肢体坏死。尽早实施焦痂切开减张，使痂下组织水肿得以及时引流，缓解内部压力，改善血液循环。

（2）颈部和躯干环形焦痂的束缚会压迫气管和胸廓，影响呼吸致使通气不良，造成呼吸困难，渐进性缺氧，甚至可能导致呼吸功能衰竭，脑部供血不足。尽早切开减张，可以增大胸廓活动幅度，有利于气体交换，改善缺氧状况。

212. 哪些患者需要植皮手术？

（1）Ⅲ度烧伤创面不能自愈的患者。植皮手术可以提高患者生存率，减少并发症和缩短疗程。

（2）功能部位的深Ⅱ度烧伤患者。例如手、足，虽然深Ⅱ度创面可自愈，但病程长，愈合遗留瘢痕严重，影响功能，因此，主张早期削痂植皮。

213. 什么是植皮手术？

植皮手术又称皮片移植术，就是通过手术的方法，切取皮肤的部分厚度或全层厚度皮片，完全与身体分离，移植到另一处，重新建立血液循环，并继续保持皮肤功能，以达到整形修复的目的。创面植皮术对救治烧伤患者、及早封闭创面，起着举足轻重的作用。其优点在于：①减少创面感染及毒素的吸收，减少渗液的渗出；②促进创面早期愈合；③较好保持肢体功能位；④减少患者痛苦，缩短疗程，减轻后期瘢痕组织增生。

214. 移植皮片的种类有哪些？

（1）按皮片的厚度划分

①刃厚皮片：又称表层皮片，含有表皮层及少量的真皮乳头层。特点：皮片薄，活力强，无论在新鲜无菌创面或有感染的肉芽创面上均能成

活，供皮区不留瘢痕，不易感染，并且在同一供皮区愈合后可再次取皮。缺点：植皮区易形成瘢痕，色素沉着。

②中厚皮片：包含表皮层及部分真皮层。优点：瘢痕挛缩小，功能部位、面部创面及后期整形部位修复时，首选此类皮片。缺点：植皮区易形成色素沉着，取皮时如皮片过厚，供皮区可产生瘢痕增生。

③全厚皮片：包括皮肤的全层组织，厚度依供皮区皮肤厚度而定。优点：色素沉着少，外观佳，弹性好，挛缩程度轻，是目前皮片移植效果最好的一种。但对感染创面，瘢痕形成多或局部血运差的部位皮片成活差。临床上常用于小面积功能部位的植皮，如手、面部等。缺点：建立血运时间长，不易成活；供皮区损伤大，无法自行愈合。

④保留真皮下血管网皮片：这种皮片除含有皮肤全层组织外，还保留真皮下完整的血管网，同时还带有一薄层真皮下脂肪组织，皮肤厚度超过全厚皮肤。优点：皮片弹性好，不挛缩，色泽近似正常皮肤。缺点：不易成活，建立血运时间长。不适于加压，容易形成皮片下血肿，影响血运的建立。

（2）按皮片的来源划分

①自体皮：自身正常组织的皮肤，是目前烧伤治疗中最常见的移植皮片。

②同种异体皮：主要来源于成人新鲜尸体皮，其次来源于新鲜死婴皮。同种异体皮可保持良好的活力，移植后可以达到暂时覆盖创面的目的，在一定时间内最终被排斥。

③异种皮：采用异种皮片移植覆盖创面，以猪皮较为多见。此外，也可采用经过处理的鸡皮、猴皮等异种皮来进行移植，达到暂时覆盖创面的疗效。

215. 移植皮片是怎样成活的？

皮片移植于创面，与创面渗出的血浆纤维蛋白黏附，并从中获取营养。移植后 3～5 天皮片的毛细血管与创面的毛细血管互相吻合，建立新的真皮下毛细血管网，随后移植皮片内原有的部分毛细血管开始退变，细胞萎缩，皮片出现变薄、水肿现象，这些现象持续 3～4 天后逐渐消失，皮片色泽转红，说明皮片血流循环已建立。一般情况术后 6～8 天，皮片中成活的表皮细胞开始增生变厚与创面纤维性愈合，术后 10 ~ 14 天皮片完全生长在创面上，移植皮片成活。在皮片成活的过程中，创面渗出液体所含的中性粒细胞、淋巴细胞和巨噬细胞发挥其吞噬和溶解作用，清除皮片下异物、细菌和凝血块，参与并促进了皮片的成活。

216. 植皮手术有哪些方法?

根据烧伤创面的不同，植皮方法大致分为 5 种。

（1）整张自体皮移植法：用于新鲜的无菌创面和焦痂或坏死组织切除后的污染创面。方法是在严格无菌操作下，将皮片直接缝于创面上，注意排除积液、血块及其他异物后加压包扎。

（2）筛状植皮法：在大块皮片上戳出多处成行、相间的小切口，再将皮片拉开缝在创面上。这种植皮法，待创面愈合后易形成网状或斑点状瘢痕，因此适用于前胸、后背等不易加压包扎的创面。

（3）邮票状植皮法：将皮片剪成小的方块，而后整齐排列在创面上，这种植皮法将会产生较多瘢痕，影响功能及美观，主要用于残余创面植皮。在面、颈、手背及关节处，尽量避免用此方法。

（4）点片状植皮法：将刃厚皮片剪成点片状置于创面，此疗法也会产生较多瘢痕，而影响功能及美观，适用于深度烧伤后散在、残余、形状不规则的创面，感染较重的肉芽创面，非关节功能部位的创面。

（5）自、异体皮片相间植皮法：用较大张异体皮开洞，嵌植小片自体皮相间移植。此方法用于大面积烧伤创面早期覆盖，待自体皮扩散融合后消灭创面。

以上几种植皮方法，除第一种外，其余均为创面大而自身皮片来源较少时考虑采用。

217. 植皮手术前做哪些准备?

成功的植皮可以缩短治疗时间，减少换药痛苦，减轻瘢痕。做好术前准备是保证植皮成功的前提。

（1）患者全身情况的准备：患者全身状况好坏是植皮手术成功的基础，应做到以下几点。①一般情况良好，生命体征平稳（发热对于烧伤是毒素吸收的反应，不是手术禁忌证）、生化指标相对正常，比如应保持血红蛋白

110g/L 以上，血浆总蛋白 50g/L 以上等；②向患者做好宣传工作，解释有关预后效果、如何制动等问题，使患者心中有数、心理准备充分，以取得术后更好配合；③加强营养，改善全身营养状况，提高机体抵抗力。

（2）创面的准备：是植皮成活的基础。①加强局部创面换药，分泌物多，异味大的创面最好于术前一日行创面浸浴清创；②肉芽创面可用 3% 盐水湿敷，以减轻水肿。

（3）供皮区的准备：供皮区是植皮成活的质量保证，因此，供皮区的选择应是完好无损的皮肤区域，必须无感染病灶或皮疹。其准备主要是做好供皮区的清洁：术前一日，用肥皂水清洗，剃净毛发（切勿剃破皮肤），备皮范围要合乎要求；头皮做供皮区时，患者要剃光头，并于术晨再剃一次头皮（因发根生长较快，如不剃除，在术中不易洗净，容易导致术后感染）。

（4）其他方面的准备：①术前一日患者要洗澡，彻底清洗手术区域，防止术后感染；②训练患者有效咳嗽，防止术后因咳嗽无力、痰液聚积导致肺部感染；③训练卧床大小便，防止术后尿潴留和便秘；④术前 8 小时应禁食、4 小时禁水，吃奶水小儿术前 4 小时禁奶，防止术中呕吐而造成窒息；⑤全麻手术的患者，手术前晚需灌肠、排便，防止术中麻醉后肛门括约肌松弛，大便污染手术台及术区；⑥保证患者术前睡眠，对心情紧张者，除做好耐心讲解外，必要时服镇静药如地西泮等；⑦入手术室前取下眼镜、假牙、手表、发夹等物。

218. 烧伤手术前为什么要备皮？

备皮的概念其实很简单，即剃除手术区及边缘皮肤的毛发、用肥皂水等进行清洁，使之达到清洁的目的。

备皮的目的是预防感染。因为在皮肤表面和皮肤的附属结构，如毛囊、皮脂腺、汗腺内，存在有无数的细菌，皮脂腺和汗腺在分泌皮脂和汗液的同时，将藏在其内的细菌不断地排出皮肤的表面来。而藏在人体皮肤的细菌，肉眼是看不到的。当手术切开皮肤时，这些细菌乘机进入到人体组织内潜伏或生长繁殖，致使感染发生，伤口化脓，导致手术失败。同时备皮保证术中充分暴露术野。因此，手术前的备皮是很重要的，应予以高度重视。

219. 手术前为什么要禁食、禁水?

但凡需要手术的患者都需要麻醉,手术前是否禁食、禁水与麻醉方式有关。小手术采用局部麻醉不需要禁食、禁水(颈部手术除外)。全身麻醉、腰麻、硬膜外麻醉,都需在手术前 8 小时禁食、4 小时禁水。其目的如下所述。

(1) 预防窒息、肺部感染。排空胃部是防止麻醉后呕吐,致使痰液或胃内容物反流到气管或肺部引起窒息和感染。

(2) 预防术后腹胀。腰麻或硬膜外麻醉后致使相应平面以下均失去知觉,麻醉所应用的药物对消化道同时也产生一定的抑制作用,如肠蠕动明显降低,致使食物在肠道内积存引起腹胀。

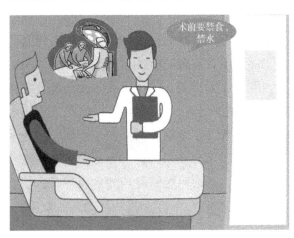

220. 植皮手术失败的常见原因是什么?

(1) 感染:是植皮失败的最常见原因,常因创面发生侵袭性感染或急性蜂窝织炎,全身用药或局部处理不当时发生。

(2) 出血:植皮区的出血容易形成皮片下血肿,影响到皮片与创面基底的血液循环,从而引起皮片坏死。

(3) 皮片移动:在生长期内,皮片如有移动,新生的血管遭到破坏而断裂,皮片因不能及时获得营养而坏死。

(4) 皮片压力不当:皮片上压力一般维持 3.99 ~ 6.65kPa 为适宜,如压力过大则影响新生血管向皮片生长;压力过小,会造成皮片与创面接触不紧而发生无效腔，两者均可由于缺乏血运而导致皮片坏死。

（5）全身状况的不良：在大面积严重烧伤的救治中，植皮手术前患者的全身状况好坏对植皮成败与效果有重要作用，如贫血、低血浆蛋白等，均可导致植皮的失败。

（6）清创不彻底：如切痂、削痂手术切除坏死组织不彻底，或自然脱痂的创面不干净，仍残留部分坏死组织等状况，均可使皮片移植失败。

（7）皮片质量：尤其是异体皮的质量好坏尤为关键。异体皮的活力高低、取材的时间及在消毒液中浸泡时间的长短，均直接影响皮片的成活。另外，自体皮片最好是现取现用，一般在冰箱内存放时间过长（超过4天），皮片成活率降低尤为明显。

221. 如何预防植皮手术的失败？

预防植皮手术失败，提高手术成功率，关键在于控制感染，防止皮下血肿及皮片移动。

预防及控制感染是确保植皮成功首要解决的问题，有效措施为：①术前为患者清洁术区皮肤；②加强创面的清创处理；③如发现术区渗液及时报告医生，给予加压包扎；④围手术期合理应用抗生素；⑤控制病室内探视人员，定时消毒房间。

防止皮片下血肿也是预防植皮手术失败的措施之一，包括：①术后患者患肢抬高，减少术区渗液、渗血；②发现术区渗血、渗液，量少时应给予加压包扎；③渗血速度快、量多时应打开敷料，止血后重新加压包扎，并给予止血药。

防止皮片移动也是植皮手术成功的一个必不可少的条件，包括：①搬动患者时避免对术区进行拖、拉、拽等动作；②嘱患者患肢制动。

222. 烧伤患者手术后什么时候可以吃东西？为什么？

烧伤患者手术后何时进食，是由手术所采取的麻醉方式来决定的。

（1）全身麻醉者：待麻醉药物在血液和组织内逐渐消失，清醒后6小时方可进食（一定是清醒后开始计时）。因麻醉药物经呼吸道吸入，或经静脉、肌内注射，产生中枢神经系统暂时性抑制，呈现无意识、周身不感到疼痛的麻醉状态，麻醉后影响了支配内脏的自主神经，而导致胃肠蠕动功能明显降低，因而在麻醉未清醒就进食会引起腹胀、呕吐。所以，待麻醉药作用消失，自主神经功能恢复正常后才能吃东西，并以进食一些清淡、易消化的饮食为宜。

（2）蛛网膜下隙阻滞麻醉（简称腰麻）者：在肛门排气后即可进食。因此种麻醉可使脊神经根暂时失去传导功能，导致一些内脏功能受到影响，如肠功能可明显降低，所以此麻醉要在肠蠕动恢复后即肛门排气后才可进食。

（3）硬膜外麻醉者：术后 4 小时可进食。硬膜外麻醉影响了支配内脏的自主神经，导致胃肠功能降低。待术后 4 小时无不良反应后方可进食。

223. 植皮术后多久才能下地正常活动？

根据手术部位，决定术后下地时间。一般下肢植皮术后患者应卧床休息，减少活动。皮片移植后，创面毛细血管开始扩张，血浆渗出，皮片以此为营养，维持 24～48 小时；术后 48 小时左右，创面新生毛细血管，开始逐渐侵入皮片内；到植皮后 4～5 天，皮片与创面出现纤维粘连；1 周后，可建立良好的血液循环；一般在 10 天左右，皮片已完全生长在创面上。所以，下肢植皮术后，应抬高患肢、制动，术后 10～14 天方可下地活动并配戴弹力套。术后过早下地活动，会由于下肢肌肉的伸缩，使皮片移动引起创面出血，形成皮片下血肿；容易使新生的血管断裂破坏，皮片不能及时获得营养而坏死；再者下地过早还可使术区敷料松脱致使压力不均，使皮片与创面接触不严发生无效腔，也同样会因皮片缺乏营养而坏死。上肢、躯干或面颈部一些小手术患者，在手术后 3～5 天即可适当下地活动。

224. 患者植皮手术后为什么容易出现便秘？如何预防？

手术后为了术区和供皮区不出血、皮片可以良好地成活，患者必须卧床数天，大小便也要在床上解决。由于活动减少及以往排便习惯受到干扰和抑制，导致便秘。预防上，可以在手术前几天在床上练习解大便；术后要多喝水，多吃高纤维的食物如芹菜、萝卜、苹果、梨等；必要时还可用药物预防，如术后 2～3 天，正常进食，但未解大便，或腹部有胀感，可口服一些缓泻药物。

225. 烧伤植皮手术后，哪些患者需要定时翻身、叩背？

烧伤植皮手术后的大部分患者为预防手术区域皮片移位，要卧床休息10～14天，有时甚至更长，正常皮肤受压时间过长则容易发生压疮及肺部感染。翻身、叩背是一个良好而有效的防治措施，对以下几种患者应2～3小时给予翻身、叩背一次。

（1）老年人：因老年人组织器官及生理功能逐渐衰退，如长期卧床，正常皮肤受压后容易导致压疮；而肺部循环不良或有吸烟史者，不能有效咳嗽均会引发肺部感染。

（2）营养不良的患者：由于营养缺乏，低蛋白血症，皮肤耐磨力差，局部组织营养不良，容易引起压伤；抵抗力下降，存在于上呼吸道中的某些病原体可导致坠积性肺炎。

（3）身体瘦弱者：身体消瘦，骨隆突明显，如果不定时翻身，容易受压导致压疮。

（4）皮瓣（颈部、胸腹部）术后及四肢植皮术后：颈部、胸腹部术后患者常因术区疼痛不敢深呼吸、咳嗽，使肺及气管内分泌物不易排出，而容易发生肺部感染。另外，皮瓣、四肢植皮术后需卧床2～3周，生活不能自理，活动受限，如不经常翻身或翻身不得当，亦会使皮片受压，血运不畅而坏死，同时也可造成正常皮肤受压导致压疮。

（5）有意识障碍者：如昏迷患者，随意运动消失，更容易导致肺部感染及压疮。

（6）瘫痪患者：长期瘫痪后血液循环差，活动受限，容易导致压疮。

226. 为什么面部烧伤一般不早期手术植皮？

面部烧伤后由于早期肿胀明显、多合并五官烧伤、愈合较快等特点，早期采用暴露或包扎治疗，大多数患者通过涂药或换药达到创面愈合，少部分患者部分创面需要手术植皮。

227. 什么是供皮区？如何选择供皮区？

为封闭深度烧伤创面，提供移植皮片的部位，称为供皮区。多选择无感染病灶、无皮肤病的健康皮肤。供皮区的皮肤结构与创面基本相同：隐蔽，不影响功能及美观。根据移植皮片的薄厚不同，供皮区所形成的创面深浅度亦不同，提供全厚皮片的供皮区需植皮手术才能治愈，而提供中厚皮片和刃厚皮片的供皮区可自愈。

228. 如何护理供皮区?

因为供皮区本身即是创面，所以如果护理不当，不但愈合时间增长，而且有可能感染，造成创面不能愈合。具体的护理措施如下。

（1）抬高制动，减少术区渗血或渗液。

（2）适时去除外层敷料。根据供皮区部位不同，拆除外层敷料时间也有所不同。一般头部术后 36 ~ 48 小时，双下肢 10 ~ 14 天，双上肢 7 ~ 10 天，胸腹部 3 ~ 7 天。

（3）创面行半暴露疗法。内层敷料不要撕揭，让其自行脱落，可随时修剪脱落敷料，如果创面渗出较多时，可用灯烤，应用 60W 烤灯或远红外线照射，距离应为 30 ~ 40cm，以免烫伤。

229. 为什么头皮是良好的供皮源?

大面积烧伤患者可供植皮的皮肤有限，头皮以外的皮肤，取皮后需 2 周才能愈合，限制了其使用。作为烧伤患者良好的供皮源，头皮具有以下特点。

（1）头皮的毛囊多而密，毛球深，汗腺、皮脂腺及血管丰富，生长能力强，取皮后 5 ~ 7 天即能愈合。

（2）可以反复取用，取皮时因仅取头皮的表层，皮片很薄，未破坏毛发根部，故很快愈合。因此，头皮可以反复多次取皮，一般可取十余次或数十次。

（3）由于头皮的解剖生理特点，取皮后不影响毛发生长，无瘢痕增生，皮肤痛痒少，所以，头皮是良好的供皮源。

230. 烧伤后需要植皮手术的患者，可以移植他人的皮肤代替自体皮吗?

对于植皮患者而言，他人的皮肤就是同种异体皮，其具有完全的皮肤覆盖作用，防止水分、蛋白质、热量等经创面丧失，阻止细菌的入侵，减少细菌在创面上定植，有镇痛、止血作用，良好的黏附性与自体皮完全相同。不同的是自体皮可以永久覆盖创面，而异体皮只能暂时覆盖创面，最终将被排斥、脱落。虽然移植初期，异体皮同自体皮一样，与创面建立血液循环，皮片生长良好，但因为个体差异，异体皮片与植皮创面发生抗原抗体反应，大约移植2周后发生皮片肿胀、颜色转为暗紫色，以后逐渐坏死、脱落。所以，烧伤创面不可移植他人皮肤代替自体皮。一般情况下，只有大面积烧伤患者，自体皮源不足时才选择移植他人的皮肤临时覆盖创面。

231. 什么是切痂疗法？适应证和禁忌证是什么？

切痂疗法是烧伤治疗，特别是大面积烧伤和深度烧伤治疗常用和必不可少的重要措施，是应用外科手术方法，将烧伤皮肤及皮下脂肪等坏死组织切除，达正常组织，并立即移植自体皮或自体皮、异体皮（异种皮）混植，以达到封闭创面的目的。

适应证：

（1）Ⅲ度烧伤不论面积大小，只要病情允许和具备手术条件的患者。

（2）关节功能部位的中、小面积Ⅲ度烧伤，宜早期手术，如手背部、腋窝、肘部、腕部、腘窝、踝部。

（3）引起脓毒血症的感染创面。

（4）特殊原因烧伤，如无机磷、铬酸等化学烧伤，难以清除致伤物质，防止致伤的化学物质从创面吸收，从而减轻烧伤的程度和全身中毒症状。

禁忌证：

（1）有出血倾向的患者，因为患者凝血机制不完善，在切痂过程中容易出现大出血。

（2）引起脓毒血症的感染病灶不明确，同时创面广泛，不易一次将可疑病灶切除者。

（3）多脏器功能衰竭患者，即烧伤合并有3个以上重要脏器功能衰竭的患者。

（4）血容量不足，出现休克的患者。

（5）严重的水、电解质平衡失调和酸碱紊乱时。

232. 什么是削痂疗法？适应证和禁忌证是什么？

削痂疗法是在烧伤早期应用特殊器械进行烧伤手术，将深度烧伤的坏死组织削除，达到真皮层并保留部分有生机的真皮，使创面成为健康或近乎健康的创面，然后用皮片覆盖或敷料包扎，达到封闭创面的目的。

削痂疗法主要是用于治疗深Ⅱ度烧伤创面，一般不用于Ⅲ度烧伤创面治疗；多用于肢体外侧、躯干背面等皮肤较厚部位的深Ⅱ度烧伤。禁用于清除感染灶。

233. 什么是皮瓣转移术？适用于哪些患者？

皮瓣转移术是指把皮肤连同皮下脂肪，由身体的某处（供皮区）移植到另一处（受皮区），被移植的组织与供皮区尚有一部分相连，保持血运，此相连的部分称为蒂。其他部分包括其深部组织均与供皮区分离，此被分离、移植部分称为瓣，故称为皮瓣转移术。主要适用于：

（1）覆盖深层重要的结构，达到修复软组织深部缺损，如有骨关节、软骨、肌腱、重要的血管神经等裸露的创面修复。

（2）皮瓣带有较厚的皮下脂肪层，具有垫护和保持弹性的作用，可用于修复足跖、手掌指端等承受压力的摩擦面。

（3）器官再造：皮瓣有一定的厚度与体积，用于体表器官的再造，如阴茎再造、手指再造及耳、鼻、唇、眼窝、阴道或有毛器官重建。

（4）洞穿性缺损需要有衬里的皮瓣进行修复，如面颊部洞穿性缺损。

（5）局部营养不足者：可以供给营养，改善局部的营养状态，如修复放射性烧伤的溃疡面，以及包括骨膜组织缺损的胫骨前或颅骨损伤的创面。

234. 皮瓣转移术后多久才能断蒂？

皮瓣转移后，尚有一部分组织与供皮区相连，该相连部分称为蒂部。蒂部均需在转移后的一定时间内切断，并切除剩余组织或缝回原供皮区，最后完成全部皮瓣移植手术。一般在皮瓣转移后，如无感染、继发出血或血运障碍等并发症时，可在 2～3 周切断蒂部。因为在皮瓣转移早期皮瓣的血运是靠蒂部供给的，所以蒂部包含着足够维持整个皮瓣存活的动脉及静脉。当皮瓣转移到受瓣区后，需要 2~3 周才能与基底建立新的血液供应系统，此时皮瓣自身血液供应才充分，不再需要蒂部的血液供应，因而才能断蒂；否则，血运未建立完善，过早断蒂会出现皮瓣坏死现象。

235. 皮瓣转移术后护理应注意什么？

因皮瓣转移术包括设计、形成、转移、断蒂和修整等复杂而精细的手术程序，而最重要的是保证皮瓣存活，防止发生皮瓣血运障碍、皮瓣坏死、皮瓣下血肿、皮瓣撕脱与皮瓣感染等并发症。所以，术后护理应注意以下方面。

（1）避免寒冷，室温一般保持在 25℃以上。

（2）严格卧床休息，抬高患肢，一般 15°~20°即可，防止回流不畅，导致肿胀。

（3）根据手术部位不同，术后采取相应的体位，不能擅自更改体位，以免使皮瓣蒂部受压扭转，影响血运。长期卧床时，应经常按摩受压的骨隆突处，防止压疮。

（4）严密观察皮瓣颜色（正常为红润）、毛细血管充盈度、皮瓣温度（与健侧相比温差在 1℃左右）。

（5）留置负压引流管道时，保持管道通畅，不要扭折、脱出。

（6）注意皮瓣处敷料包扎完好，保持局部清洁、干燥，防止交叉感染。

236. 烧伤创面覆盖物有哪几种？

烧伤创面应用覆盖物的目的是暂时覆盖创面，减少电解质、蛋白质和热量从烧伤创面丧失，减轻疼痛，防止感染，为创面愈合创造条件。根据材料的不同，烧伤创面覆盖物分为 3 类，即生物敷料、合成敷料、生物合成敷料。

237. 生物敷料有哪些作用？如何使用？

生物敷料应用于烧伤焦痂切除或扩创后，包括同种异体皮片、异种皮片、羊膜、胶原、甲壳胺膜等。生物敷料覆盖创面可以减轻疼痛，减少体液和蛋白质丢失，减少外来细菌污染。羊膜、胶原、甲壳胺膜等敷料更换间隔：创面细菌含量 $> 10^5/g$，每 8 小时更换 1 次；创面细菌含量 $< 10^5/g$，每日更换 1 次。同种异体皮片、异种皮片一般覆盖 2 周后自行脱落。

238. 合成敷料有哪些作用？如何使用？

合成敷料应用于烧伤早期创面和供皮区，包括聚氨酯薄膜、半闭合性水凝胶敷料、闭合性水凝胶敷料、透明贴等。合成敷料不仅具有屏障作用，而且为创面提供一个微湿环境，有利于坏死组织溶解、脱落，促进创面愈合。敷料更换时间根据创面渗出多少而定，创面渗出多，敷料吸收渗液饱和或膜下积液应及时更换；渗出少，一般每日更换 1 次或隔日更换 1 次即可。

239. 生物合成敷料适用范围有哪些？

生物合成敷料适用于浅度烧伤创面和菌量 $< 10^5/g$ 组织的切削痂创面，也可作为网状皮片、小皮片植皮创面的覆盖物，包括 Biobrance 和 Integra。

240. 如何选择烧伤创面覆盖物？

（1）Ⅲ度烧伤创面切痂后和深Ⅱ度烧伤创面切削痂，由于自体皮源不足，不能一次完成自体皮片的移植，可选用同种异体皮来覆盖。

（2）自体皮与创面比例 $< 1:6$ 时，可选用辐照猪皮；比例 $< 1:8$ 时，应选择同种异体皮肤。

（3）切削痂创面残存皮岛较多的，可选择甲壳胺膜。

（4）深Ⅱ度烧伤创面坏死组织脱落后，可选用水胶体敷料、闭合性或半闭合性水凝胶。

（5）烧伤渗出期创面可选用藻酸盐类敷料。

241. 什么是烧伤残余创面？

烧伤残余创面，顾名思义，可理解为"烧伤治疗后期未愈合的小创面"。在医学上，对于"烧伤残余创面"一词解释得更细一些，大面积深度烧伤后，由于自体皮源有限，皮片移植的密度不够或部分移植皮片未能成活，或新生上皮不耐摩擦，活动后创面形成的水疱溃破而形成散在的小创面，称之为残余创面。

242. 残余创面如何治疗？

残余创面，如果处理不当或不及时，也可能使创面加深。所以，这就要求较小的创面涂 0.25%～0.5% 碘伏、银锌霜或远离耐药菌集聚的环境。有的残余创面反复破溃，甚至糜烂融合成片则可以进行水疗，以彻底清除创面上的痂皮，有利于防止或控制感染，改善血液循环，促进创面愈合。较大的创面，确定基底部无上皮组织时，应行植皮治疗。

243. 为什么大面积烧伤后残存少量创面最好出院？

大面积烧伤患者救治时间较长，治疗后期往往残存少量难愈创面，此时可鼓励患者出院回家或更换休养环境。原因在于，烧伤病室内由于长期收住各类烧伤患者，寄居细菌种类繁多，患者身体及创面寄居病室内大量常驻菌，甚至部分寄居耐药菌，反复换药效果差。更换休养环境后，由于陌生环境内此类细菌数量较少，加上患者浸浴、创面换药，创面细菌得到有效地处置，繁殖能力大大减弱

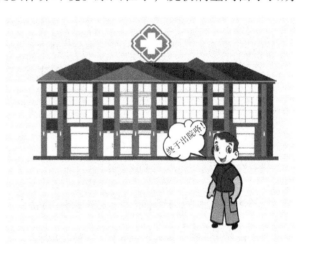

甚至凋亡，残余创面才会更快愈合。

244. 肉芽生长是不是越快越好？

肉芽创面在创面修复早期生长越快越好，然而在创面愈合后期，肉芽生长的速度超过表皮生长的速度，肉芽快速生长高于表皮，表皮无法覆盖肉芽达到创面愈合，此时过度生长的肉芽将阻碍创面修复。

245. 烧伤患者截肢有哪些指征?

烧伤患者截肢应具备以下指征:①肢体坏死;②深部烧伤;③局部严重深部感染;④骨关节周围软组织损伤严重。

246. 什么是负压封闭引流术?

负压封闭引流术(vaccum sealing drainage,VSD),是指用内含有引流管的聚乙烯酒精水化海藻盐泡沫敷料来覆盖或填充皮肤、软组织缺损的创面,再用生物半透膜对之进行封闭,使其成为一个密闭空间,最后把引流管接通负压源,通过可控制的负压来促进创面愈合的一种全新的治疗方法。

247. 负压封闭引流术在烧伤治疗中有哪些作用?

(1)清除渗液和坏死组织,保持创面洁净。

(2)刺激毛细血管增生和肉芽组织生长,缩短创口愈合时间。

(3)便于观察创面的渗出、肿胀情况。

(4)减少交叉感染的机会。

(5)减少换药次数,减轻患者疼痛。

(6)变点状引流为面状引流。

248. 负压封闭引流术适应证有哪些?

(1)烧烫伤、感染、供皮区创面修复,如小儿Ⅱ度烫伤创面、感染肉芽创面、难固定部位植皮、中厚供皮区修复等。

(2)难愈性创面修复,如骨与肌腱外露创面、贯通伤创面、坏死性筋膜炎、快速坏疽病等。

(3)整形创面修复,如瘢痕整形的张力性切口、皮瓣等。

249. 影响创面负压引流效果的常见原因有哪些?

(1)负压调节不当。

(2)引流装置漏气,分泌物堵塞。

(3)护士相关知识缺乏,对患者的宣教不到位。

（4）引流不畅。

（5）其他：VSD 建立后，前 48 小时因引流装置密闭不严造成敷料干结、变硬，后 48 小时变硬多由引流物吸引干净引起；引流管选择不当，引流管太短，沉积在管内的液体会反流污染手术创面，太长可增大引流无效腔，影响引流效果。

250. 使用负压封闭引流术的创面需要冲洗、换药吗？

在使用负压封闭引流术的过程中，经常发现创面的较多坏死组织很快会分布于负压装置内，特别是创面污染比较严重时，此时需要更换负压吸引装置或者进行冲洗。频繁更换负压吸引装置会给患者带来更多的疼痛感和沉重的经济负担，因此，通常会选择对负压装置进行定期冲洗。此外，还可以将生长类药物通过负压封闭引流装置注入创面，促进生长，也是冲洗的一种。

使用负压封闭引流术的过程中不需要换药，拆除负压装置后根据创面的情况给予换药处置。

251. 负压封闭引流术的护理观察要点是什么？

（1）负压的维持与观察。VSD 敷料塌陷呈橘皮样，透明薄膜下可看到引流管管型，定期观察负压是否在有效范围内；老年、消瘦、服用抗凝药物的患者应根据耐受情况遵医嘱适当降低压力；若瘪陷敷料恢复原状，薄膜下出现积液，提示负压失效，应及时查找原因。

（2）引流管是否通畅，引流是否密闭。引流管长度以 90~120cm 为宜，密切观察引流管是否通畅，引流物坏死组织较多时，会堵塞引流管，应报告医生进行生理盐水冲管，已行植皮区不能冲洗，可用双手交替挤压引流管，以防止堵塞；紧密连接各管道并妥善固定，定期检查各接口是否松动，贴膜粘贴是否紧密，避免直接接触烤灯等热源。

（3）引流液的量、色、质。正常引流管内多为暗红色血性液或黄色浆性液，如引流液为大量鲜红色血液，出血持续，应立即停止负压，局部加压止血，立即报告医生处理；待出血停止后重新接通负压，逐步升高到正常范围，以免造成创面过多失血。

（4）严密观察 VSD 敷料。观察是否有明显塌陷、敷料干燥情况、有无液体聚集，或敷料表面沾有黄绿色、绿脓色的污物、散发臭味时应立即处理。

（5）观察患者创面及生命体征变化情况。例如，观察局部皮温、颜色、肿胀程度、微循环及皮肤瘙痒等；加强对体温、脉搏及疼痛的观察，如局部肿胀明显，疼痛加剧，出现高热症状，应立即通知医生进行检查；及时了解患者的疼痛情况，若疼痛持续加重，应考虑感染加重或负压过大，及时进行处理。

252. 负压封闭引流术常见并发症有哪些？

（1）引流管堵塞：堵塞的部位以三通接头处为最多。

（2）半透膜封闭不严：VSD 材料鼓起不见管型，半透膜下有积液，当渗出液少时还会出现 VSD 材料变硬。

（3）负压源异常：主要由中心负压损坏、引流通路连接处漏气、引流管折叠等引起的。

（4）出血：多为创面小动脉或小静脉破裂造成。

（5）感染：因更换负压材料不及时，负压维持不到位等所致。

（6）贴膜过敏：少数患者可引起毛囊感染、皮肤红肿、张力性水疱等现象。

253. 负压封闭引流术有哪些护理注意事项？

（1）体位护理：四肢创面行 VSD 治疗时，患者抬高置于功能位，稍高于心脏水平，如为肢体后侧面应将其悬空；躯干创面行 VSD 治疗时，卧床时避免局部长时间受压及过度摩擦，翻身时动作轻柔；避免过多活动，以免造成引流管脱落、受压、透明膜刺破、粘贴不严密等。

（2）观察要点：负压的有效性及引流管是否通畅，引流是否密闭，敷料是否有明显塌陷，创面及生命体征变化情况等。

（3）更换负压引流瓶：严格执行无菌操作，防止引流液逆流；先夹紧引流管夹，再关闭负压，更换引流瓶；调节好负压后松开引流管夹，保持引流瓶的位置低于创面；观察负压值是否维持在有效范围内。

（4）更换 VSD 敷料：一次负压封闭引流可维持有效引流 7～10 天，一般在 7 天后可拔出或更换；对于污染重、组织床血供差、面积大的创口，尤其是四肢有骨、肌腱外露等部位，需要多次更换 VSD 敷料，才能使创面新鲜；在更换 VSD 敷料前均需停止负压吸引半小时，拆除敷料时要用生理盐水浸透敷料，避免对新生肉芽组织产生破坏。

（5）营养护理：根据化验检查结果，评估患者营养状况；适当以蛋白、血浆等支持治疗，纠正负氮平衡，以促进肉芽组织的生长；指导家属做些鱼类、蛋类、牛奶、豆浆、蔬菜、水果等富有营养的食物；鼓励患者少食多餐。

（6）功能锻炼：加强邻近关节功能锻炼，指导患者进行正确的功能锻炼，以免造成肌肉萎缩、关节僵硬、深静脉血栓形成等，活动过程中避免引流管扭曲反折、贴膜划破等。

特殊部位烧伤治疗与护理

254. 面部烧伤有什么特点？

颜面因其部位暴露，遭受烧伤的机会较多，尤其是火焰、爆炸所致烧伤。

面部烧伤的第一个特点是肿胀。因为面部组织疏松，血管密集，血液循环丰富，所以烧伤后水肿明显。一般伤后 6～8 小时面部即肿胀变形，眼睛不能睁开，严重者眼睑外翻，张口困难或口唇呈鱼嘴状。在伤后36～48小时开始组织间液回吸收，肿胀逐渐消退。深度烧伤时，由于焦痂压迫的缘故，外观肿胀并不明显，其水肿渗液转向深层，致使颈部软组织和咽部水肿，从而导致或加重呼吸道梗阻。

面部烧伤第二个特点是伴有五官烧伤。面部是五官集中的部位，烧伤常伴有眼、鼻、耳、口等器官烧伤，五官分泌物常使面部创面潮湿软化而感染；反之，面部创面感染也可并发或加重五官，特别是眼、耳的感染。

面部烧伤的第三个特点是创面愈合快。因面部皮肤血液循环好，汗腺、皮脂腺、毛囊（特别是胡须部位）较多，故面部烧伤后愈合能力强。有时早期深度不易分辨，外表看似深度烧伤，只要处理适宜，也可能不需手术而愈合。

255. 如何护理面部烧伤的患者？

面部是人体重要的显露部位，烧伤后给患者的身心带来极大的创伤。做好面部护理，直接关系到患者的身心康复。对于面部烧伤患者应做到以下几点。

（1）检查有无吸入性损伤和休克状态。

（2）面颈部烧伤后，应到烧伤专科医院治疗。

（3）取半卧位，抬高头部，有利于创面水肿消退。

（4）创面护理：①烧伤范围波及头部或接近发际，要剃去毛发；②创面清创后采用暴露疗法，用60W烤灯或远红外线照射，保持创面干燥，或采用包扎方法，包扎要确保眼睛的可视和敷料的固定；③保持环境清洁，减少人员流动（尤其是探望人员），因人员流动频繁会带来各种灰尘或细菌，可导致感染并影响患者创面愈后效果。

（5）心理护理：烧伤后患者由于担心脸部瘢痕、害怕眼睛失明，以及今后的生活、工作等，思想顾虑重重，多处于紧张、焦虑中，救治心切。护理人员要深切地关怀患者，给患者以同情和安慰；主动询问、观察病情，运用医学知识讲明病情及发展的规律，如为什么肿胀明显，何时能消肿，眼睛何时能睁开等，使患者对自己的病情有所了解，从而减轻思想顾虑，积极配合治疗。

256. 如何护理眼部烧伤的患者？

（1）及时用无菌棉签擦拭眼内分泌物及渗液，也可在眼角及眼外侧各放一个无菌棉球或吸水敷料吸收渗液，并随时更换。

（2）用0.25%氯霉素眼液和红霉素眼膏滴双眼。注意，眼膏一定要涂满眼结膜内。对眼睑外翻者，用与眼部长宽一致的油纱完全覆盖眼部，防止因角膜暴露引起暴露性角膜炎。

（3）分泌物或渗液过多将上、下眼睑粘连时，需用生理盐水棉球彻底清洗，但蘸盐水时不可过多，以免流到创面及耳内。

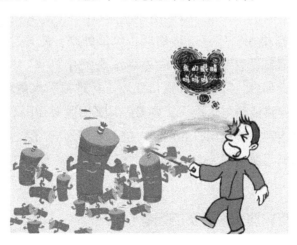

257. 如何护理鼻部烧伤的患者？

鼻腔位于面部"三角区"中，鼻腔内常被分泌物形成的干痂堵塞，要注意用棉签蘸清水清洗干净，必要时滴入滴鼻液，以保持湿润、通气。

258. 如何护理口周烧伤的患者？

（1）口腔因不能刷牙漱口容易滋生细菌并有异味，每日晨起、餐后、睡前进行口腔护理，用生理盐水或漱口液、双氧水、硼酸液等清洁，或鼓励患者漱口，用吸引器吸出，以清洁口腔，避免口腔炎及腮腺炎发生。

（2）吃饭时注意汤、水、饭不要掉在创面上，要用无菌纱布垫置口周保护。

259. 如何护理耳朵烧伤的患者？

耳烧伤一般指的是外耳烧伤，包括耳郭烧伤和外耳道烧伤。

（1）耳郭烧伤：耳郭暴露且突出，容易遭烧伤。耳郭因皮肤薄、皮下脂肪少，主要为软骨组织，耳软骨血运又较差，深Ⅱ度和Ⅲ度烧伤后，由于局部受压后可引起耳软骨缺血，或处理不当致使细菌向深层侵袭，最终造成耳软骨炎，愈后遗留严重的耳郭畸形。预防耳软骨炎的措施包括：①侧卧位时，必须用纱卷或海绵圈衬垫将耳空出；平卧位时，去除枕头或枕头长度不能超过双耳，防止耳朵受压。②保持干燥与清洁，经常用棉球吸附渗液。

（2）外耳道烧伤：外耳道烧伤后，局部肿胀，使耳道阻塞，渗出液多，如果引流不畅，容易感染造成外耳道炎或中耳炎。护理重点包括：①防止渗液流入耳内，可在外耳道口塞放干棉球或吸水敷料以吸附渗液，并随时更换，保持清洁与干燥。②如果外耳道因肿胀而闭塞，可置棉条塞入外耳道，以达到引流作用，并可滴入抗生素滴耳液。③涂药及进食时注意汤、水等不要污染外耳或流入耳内，可用无菌纱布覆盖外耳处，加以保护。

260. 如何护理颈部烧伤的患者？

颈部属于身体暴露部位，在面部烧伤时，往往同时有颈部烧伤。由于颈部解剖特点，即颈部皮肤薄而柔软松弛，上与下颌相连，下与胸部相连，颈内有气管、食管等，所以，烧伤后局部肿胀明显，可扩展到下颌、面颊部及胸部上端。深度烧伤后，尤其是颈部环形Ⅲ度烧伤后，由于焦痂缺乏弹性，局部水肿向深部扩展，压迫气管，可导致呼吸困难。因此，在颈部烧伤后要做到以下几点。

（1）要仔细清创，检查创面深度，注意有无呼吸困难，对Ⅲ度环形烧伤要切开减张，必要时行气管切开术。

（2）颈部创面容易溶痂与感染。创面采取暴露或半暴露疗法，可用60W烤灯或红光治疗仪距离创面30~50cm烘烤创面，保持干燥，以防止积液和创面软化。由于颈部血液循环丰富，再生能力强，浅度烧伤一般在伤后10~14天就可愈合。

（3）卧位要采取半坐头后仰位，也就是在颈背部垫一软枕，使颌颈部充分后仰，完全暴露。

（4）对深度烧伤行手术者，在恢复期要进行早期锻炼，也可到专业功能康复室制作可塑性夹板固定或购买颈托配戴，以对抗瘢痕挛缩。

261. 会阴部烧伤有什么特点?

会阴部位置比较隐蔽，且有衣服保护，所以其烧伤发病率较低，大多为浅度烧伤。发生Ⅲ度烧伤者较少，由于会阴部解剖结构的特殊性，决定其烧伤后特点如下。

（1）会阴部凹凸不平，故烧伤深度多分布不均。局部水肿明显，Ⅱ度烧伤出现水疱和大量渗液；Ⅲ度烧伤为坚硬焦痂，严重者可累及会阴浅筋膜。

（2）会阴部烧伤多伴有外生殖器烧伤。

（3）会阴部烧伤后，容易被大小便污染，创面感染发生早。

（4）会阴部烧伤治疗，多采用暴露疗法，一般不早期手术，主要是坏死平面不清楚、手术出血多、皮片不易固定、存活率较差等原因，而多先采取换药治疗。由于会阴部皮肤较厚，毛囊、汗腺较多，加以深度烧伤少，故大多能自行愈合。

262. 如何护理会阴部烧伤的患者？

根据会阴部烧伤的特点，应做好以下护理工作：

（1）剃净阴毛，清创后创面采取暴露疗法，将双下肢分开成 45°～60° 角，使创面充分暴露。成人可睡烧伤翻身床，小儿用"大"字固定架分开双下肢。焦痂保持完整，防止裂开。特别是女性患者，阴唇内外皱褶处应清洗干净，除去污物。一般应留置导尿管。

（2）保持局部清洁、干燥，防止污染。①大小便容易污染会阴部创面，要使用消毒的大小便器，大小便时用消毒纸巾保护大腿创面，尤其女性患者应在骶尾处、耻骨联合处放置布垫或纸巾保护；便后用清水彻底清洗并及时更换敷料。②留置尿管的患者，每日用 1∶1000 新洁尔灭擦洗会阴部。

（3）会阴部烧伤愈合过程中，应注意预防臀沟两侧及双腿根部粘连愈合，避免形成蹼状瘢痕，甚至假性肛门或阴道闭锁。伤后应充分外展双下肢，将无菌纱布放置于臀沟部，及时蘸干渗液，可给予 45～60W 烤灯或红光治疗仪距离创面 30～50cm 烘烤局部，保持干燥。

263. 会阴部深度烧伤患者行植皮手术时应注意什么？

（1）术前彻底清洁肠道，于术前晚、术晨排便，必要时给予灌肠。

（2）彻底清洗会阴部。

（3）术后口服肠道收敛药（如樟脑酊），术后前 3 天尽可能减少大便，防止因用力排便造成皮片下血肿，同时防止大便污染术区。

（4）观察患者体温变化，术区出血情况，有无异味。如果体温超过38.5℃，术区有异味，提示感染存在，应及时打开术区敷料，给予对症处理。

（5）女性患者及小儿术后必须留置尿管。

（6）相对制动，翻身或搬动患者时应格外小心，防止皮片移位。

264. 怎样判断是否有呼吸道烧伤？

确切地讲，呼吸道烧伤应称为吸入性损伤，是由于火焰或热蒸汽的高温和（或）火灾现场燃烧的有毒气体，伴随呼吸或喊叫，吸入气道而致伤。根据受伤史及临床症状，有下列情况者应首先考虑有呼吸道烧伤的可能：①在密闭或不通风的环境内发生的烧伤；②火灾现场大声喊叫或意识丧失；③头面颈部烧伤，尤其是口鼻周围的深度烧伤。

如果早期出现刺激性咳嗽，痰中含有炭粒，声音嘶哑，甚至呼吸困难、发绀，则可以明确呼吸道烧伤的诊断。

在临床上还可以通过辅助检查及检验来判断是否存在呼吸道烧伤，如胸部体征（肺部听诊）、X线检查、动脉血气分析及纤维支气管镜等。诊断呼吸道烧伤时，还应特别注意伴有一氧化碳中毒的患者，因其皮肤呈桃红色，容易掩盖发绀现象。

265. 吸入性损伤严重程度是如何划分的？

吸入性损伤的严重程度，与受伤环境、损伤部位、体表烧伤程度等直接因素，以及机体状况和治疗措施等间接因素的影响有关。关于吸入性损伤的分类标准，尚不统一，临床上参照损伤部位、病理变化和临床症状划分为轻、中、重度三度。

轻度吸入性损伤：声门以上，包括鼻、咽和声门的损伤。临床症状有黏膜充血、肿胀（尤其是声门以上区域肿胀显著），或黏膜坏死、糜烂，声音嘶哑，口鼻渗液较多，吞咽困难。

中度吸入性损伤：指气管隆突水平以上，包括喉和气管损伤。临床症状有喘息、支气管痉挛、刺激性咳嗽、含炭粒的痰及脱落的气管黏膜，肺部听诊闻及哮鸣音和啰音，严重者咳嗽反射消失或减弱。

重度吸入性损伤：包括支气管和肺泡的损伤。临床症状有气道黏膜广泛坏死、剥脱，出现肺水肿和肺不张，最主要表现是伤后立即或几小时内有严重的呼吸困难，不可逆转的缺氧和谵妄，甚至昏迷，可短期内死于窒息或呼吸衰竭。

266. 中、重度吸入性损伤病程分为哪几期？

轻度吸入性损伤患者，临床上无明显的分期。中、重度吸入性损伤患者，从损伤至修复的过程中，根据病理生理和临床症状变化的特点，一般划分为4个阶段。

（1）初期：由于损伤类型和程度不同，持续时间不等，一般约6小时。临床症状较轻，可能出现含炭粒的痰和刺激性咳嗽，口鼻渗液多，呼吸增快，严重者可在短时间内发生急性呼吸困难。临床症状在初期虽然还不明显，但病理改变已经发生。

（2）急性变化期：初期过后，患者将进入急性变化期，一般在伤后6～48小时出现。主要表现为声门以下进行性肿胀，很快危及整个呼吸道；进行性小气道阻塞引起肺水肿和肺不张；如果间质性肺水肿进一步加重，可发展为肺泡水肿。

（3）坏死黏膜脱落与感染期：伤后2～3天，气道坏死，黏膜开始脱落，一般持续3周左右。在此期间，气道的黏液分泌增多，脱落黏膜与分泌物如果不能及时清除，"袖口"状坏死黏膜和干稠的分泌物将堵塞支气管而引起肺不张，导致肺部感染，出现呼吸困难、呼吸频率增快、听诊肺部呼吸音减弱或消失等临床症状。

（4）修复期：轻度损伤一般在4～7天基本愈合，但中、重度损伤可持续很长时间。虽然已到修复期，新生的呼吸上皮开始生长但尚无正常功能，黏液分泌增多，纤毛活动丧失。因此，肺炎发生的可能性增多，并且肺泡仍有气肿，患者常有持续性咳嗽；在修复过程中，脆弱的肉芽组织容易出血，患者可出现咯血症状；有些患者吸入性损伤虽已恢复，但肺功能长期异常（如气道阻力增加等），可能2～3年才能纠正。

267. 如何护理吸入性损伤患者？

对轻度呼吸道烧伤、无气体交换障碍者，治疗上只需注意口、鼻腔的清洁，及时清除分泌物即可。对于中、重度烧伤，由于影响气体交换及并发肺部感染，治疗中应注意维持呼吸道通畅，可促进呼吸道烧伤的愈合，预防感染及并发症的发生。常用治疗护理措施如下。

（1）清洁口腔：用生理盐水清除口腔脱落黏膜，防止口腔溃烂及感染，每日3次。

（2）持续氧气吸入：用鼻导管或面罩给氧，每分钟流量6L，吸入氧浓度为40%左右。

（3）保持呼吸道湿润：保持室内空气湿度50%～60%。另外，使用超声雾化器进行雾化吸入。

（4）鼓励咳嗽和深呼吸：有利于清除呼吸道内的异物和分泌物；帮

助患者翻身叩背，可结合体位引流，使周围肺泡内痰液引流于大气管内，便于咳嗽清除。晚间肺底部常积存分泌物，因而需特别注意让患者在睡前及清晨咳嗽，行体位引流，帮助排痰。

（5）保持呼吸道通畅，及时吸痰，清除口腔与气管内分泌物。一定要及时吸出脱落物，以免窒息。

（6）密切观察呼吸：伤后 2 ~ 3 天，开始出现气管内坏死黏膜脱落，因此，要密切观察呼吸情况，观察有无呼吸困难、有无窒息等意外情况。

（7）及时解除呼吸道梗阻，床旁备专用气管切开护理盘，不能与其他物品混用。紧急情况下行气管插管或气管切开术。

（8）出现支气管痉挛时，给予氨茶碱、氢化可的松或地塞米松等药物以减轻痉挛。

（9）遵医嘱补充血容量，改善肺循环，维护心功能。

（10）病室每日清洁、通风，谢绝探视，减少交叉感染机会。

268. 如何预防吸入性损伤?

吸入性损伤可危及患者生命，预防其发生或减轻其损害程度极为重要。尤其在可能发生火灾的环境中工作时，建议戴面部防护罩或口罩；烧伤后应就地卧倒，滚动灭火，不可奔跑、大声呼喊；爆炸燃烧时，应立即俯卧于隐蔽物的后面，或背朝爆炸中心，用物品（毛巾等）遮盖口鼻。通过以上这些前期措施，可预防呼吸道烧伤或明显减轻呼吸道烧伤的程度。

269. 烧伤使用呼吸机患者如何有效预防呼吸机相关性肺炎的发生?

烧伤后预防呼吸机相关肺炎发生应做好以下几点。

（1）做好烧伤重症监护室环境管理。保持室内空气清新，每月进行病室细菌学监测，对耐药菌感染的患者实施隔离。

（2）提高医护人员的防范意识。严格无菌操作，限制病室内人员流动，入室人员必须按规定着装，严格手卫生。

（3）做好呼吸道管理。气管导管套囊保持合适的压力 2.7 ~ 4.0kPa，气囊放气时一名护士放气，另一名护士立即吸痰，防止套囊周围的分泌物流入气管下方；呼吸机管路每周至少更换一次，冷凝水收集瓶应置于管路最低的位置，湿化罐、雾化器内液体 24 小时更换一次；有效吸痰，减少机械性刺激，每次吸痰不超过 15 秒；充分呼吸道湿化；进行机械通气患者的细菌控制，定期监测呼吸机管路各关键部位的物体表面细菌情况，对患者的痰液进行细菌培养，制定合理预防治疗方案。

（4）体位的护理。根据烧伤患者病情，床头抬高 30°~40°。

（5）营养及饮食护理。鼻饲期间注意防止误吸。

（6）做好口腔护理。根据口腔内 pH 选择合适的口腔护理溶液。

（7）适时停用呼吸机，继而拔管。每日评估患者呼吸功能改善情况，缩短使用时间。

（8）对患者进行心理行为干预。减少患者恐惧，增进护患之间的情感，减轻患者不良心理。

特殊原因烧伤治疗与护理

270. 电烧伤有什么特点?

电烧伤包括电弧烧伤和电接触烧伤（电击伤）两种情况。前者是由于电弧火花导致的皮肤烧伤，其特点和热力烧伤基本相同。后者是人体与高压电源直接接触后电流进入人体，电在体内转化成热能而造成的肌肉、神经、血管、内脏和骨骼的损伤。临床上常说的电烧伤是指电击伤，其特点主要有以下几点。

（1）电烧伤多伴有全身的损伤。除引起局部组织的损伤外，还可出现电休克及呼吸、心搏骤停等。

（2）局部组织损伤重，致残率高。与其他原因造成的烧伤相比，电烧伤的损伤程度多为Ⅳ度烧伤，皮肤炭化，多伴有血管、神经、肌肉、肌腱损伤，修复难度大。

（3）电流通过人体有"入口"和"出口"，入口处较出口处重。入口处常炭化，形成裂口或洞穴，烧伤常深达肌肉、肌腱及骨周，损伤范围常外小内大，呈"烧瓶样"。"入口"处邻近血管易受损伤，可出现继发性血管破裂出血，需警惕大出血的可能；血管损伤也可导致血栓形成，引起相关组织的进行性坏死。

（4）创面多呈跳跃式。由于电流通过肢体时，可引发强烈痉挛，关节屈侧常形成电流短路，所以，在肘、腋、膝、股等处可出现"跳跃式"深度烧伤。

（5）因组织电阻不同，电流通过机体导致损伤层次不一，呈"夹心样坏死"，伤情隐匿，手术彻底清创困难。

（6）因骨骼电阻大，局部产热大，骨骼周围容易出现"袖套式坏死"。

（7）上肢严重的高压电烧伤，多伴有肌肉、组织水肿坏死，肢体肿胀明显，需警惕筋膜间隙综合征的发生。

271. 电烧伤容易合并哪些并发症?

（1）急性肾功能不全：由于电源直接损害肾脏或肾血管，受损的组织释放的毒性物质、异性蛋白损害肾脏和严重的休克所致。

（2）继发性出血：出血的时间多在伤后 1～3 周，有时也可在 4 周以上，是由于电流对血管的损伤造成的。

（3）气性坏疽。

（4）白内障：多发生于颅骨和脑部的电烧伤。

（5）神经损伤：常发生于电流通过的神经，以肘部、踝部附近的神经多见。

（6）肝脏损伤：电流通过肝脏导致肝细胞坏死。

（7）胃肠道穿孔：常见的有应激性溃疡，当电流从腹壁或背部进入腹腔时导致肠穿孔。

（8）脑脓肿和脑脊液漏：由颅骨烧伤或颅骨穿孔后继发感染所致。

272. 为什么电烧伤患者容易发生血管破裂出血?

由于人体血管电阻最小，电接触人体组织，电流穿过血管时产生的热能使血管形成焦痂，随着血管的收缩或血压的增高，容易出现血管破裂出血。另外，电流会经皮肤进入人体，沿电阻小的血液运行，当电流达到一定程度，可损害血管管壁。一方面内皮细胞释放凝血因子，导致血细胞凝集或血栓形成；另一方面也会引起血管坏死、破裂出血。

273. 护理上如何预防电烧伤后并发症?

为了防止并发症的发生，在护理上应注意以下几方面。

（1）电烧伤患者抗休克时应注意输入液体的速度，保证充足的补液量。

（2）留置尿管，每小时监测尿量，成人尿量为 90～110ml/h。测尿比重，观察尿的颜色，并详细记录，及时留取尿标本送检，发现异常及时报告医生处理。

（3）密切观察创面情况，在患者床旁备止血带。一旦发生出血，立即用止血带止血或用手指压迫止血，并及时报告医生。

（4）怀疑创面有气性坏疽应严密隔离患者，彻底清除坏死组织，开放创口，双氧水清洗创面，及时遵医嘱应用有效抗生素，同时用高压氧治疗。

（5）有肘部和踝部神经损伤者，创面愈合后及早对患者进行被动功能康复，指导患者做主动功能训练。必要时遵医嘱给予营养神经治疗。

（6）治疗上注意对肝脏的保护，已有肝损伤者，积极治疗。

（7）有胸、背部电烧伤，注意观察患者有无腹痛，发现异常情况，及时报告医生处理。

（8）颅骨烧伤的患者，注意观察患者的视力。颅部术后的患者，密切观察病情，发现术区有感染迹象及时报告。加强对创面的封闭，预防脑脓肿及脑脊液漏的发生。注意观察有无恶心、头痛、喷射状呕吐等颅内压增高表现。

274. 电烧伤的治疗方法有哪些?

（1）早期处理：包括现场立即切断电源，有呼吸、心搏骤停者立即行心肺复苏；迅速了解病史，明确电源、电压、入口、出口、接触时间、高处坠落等情况；液体复苏，电烧伤休克期补液量，不能仅仅根据皮肤的损伤面积制订计划，还应强化电烧伤中心"立体"的概念，即在高压电烧伤时往往伴有深部肌肉等组织的广泛损伤，液体的丢失量是不可低估的；实施焦痂和筋膜切开减压，即使没有形成焦痂，也应及早进行，这不仅是治疗措施，也是一个重要可靠的诊断手段，有助于判断是否有截肢的必要或截肢的平面及手术时机。

（2）创面处置：电接触烧伤常伴有广泛深层组织的损伤，要积极清除坏死组织，也要尽可能保留健康组织；创面宜采用暴露疗法，病情稳定后应尽早进行早期探查和扩创手术治疗；需行手术治疗时应尽量保留血管、神经及肌腱。床旁常备止血带与止血包，密切注意继发性出血。

（3）全身治疗：及时注射破伤风抗毒素治疗；早期全身遵医嘱应用较大剂量抗生素，必要时加用奥硝唑抗感染治疗；根据患者情况对症给予营养心肌、改善微循环等治疗。

（4）其他治疗：详询病史，仔细查体，注意触电的二次事故损伤，即复合伤的治疗，如骨折、肺挫裂伤、颅脑损伤的处理。

275. 特殊部位电烧伤的特点及处理方法是什么?

特殊部位电烧伤主要包括颅骨、颜面、颈、胸、腹、手足和会阴部的电烧伤。不同部位的电烧伤,表现的特点不同,所采取的处理方法也不同。

(1) 颅骨电烧伤:高压电接触颅骨的烧伤,面积大小不等,由于颅骨的电阻大,脑组织受损者罕见,局部骨质坏死明显。局部创面未感染时,用皮瓣修复或植皮,使创面愈合。

(2) 颜面和颈部电烧伤:颜面和颈部血管神经丰富。损伤在眼球、上颌窦和筛窦者容易发生颅内感染,应及时清创、引流。严密观察病情,减少患者头、颈部活动,及早结扎受损、裸露的血管,并清创植皮,及早封闭创面。

(3) 胸、腹部电击伤:常伴有胸部骨折、心肺和腹腔脏器受损。伴有气胸者行胸腔闭式引流,有内脏损伤者行对症手术。

(4) 手、足部电烧伤:其多为电流的入口或出口,损伤严重。特别是手部受伤的发生率高于足部,手部握电源,触电后发生屈肌肌群收缩,一时难与电源脱离,常致使深部的血管栓塞和指、掌骨坏死,以致截肢率较高。手、足部电烧伤后,应对其血运、神经、肌肉坏死程度做详细检查,根据其损伤程度决定是否需截肢或行皮瓣修复创面,并最大限度地保留肢体。

(5) 会阴部电烧伤:常伴有臀部、大腿根部或广泛的外生殖器烧伤。常为电流的出口部位,会阴部烧伤患者必要时行耻骨上膀胱造瘘术,待坏死组织分离后再逐步行清创处理。男性外生殖器整个缺损时,后尿道口作为永久性排尿口。女性大、小阴唇炭化坏死,阴道、尿道口粘连,需及时整形治疗。

276. 化学烧伤致伤机制是什么?

局部损伤情况与化学物质种类、浓度及与皮肤接触时间等有关。化学物质不同,损害方式不同,如酸凝固组织蛋白,碱则皂化脂肪组织。酸和碱在溶解稀释或中和时,均可释放出大量热能而进一步加重损伤。无机磷、黄磷在34℃室温中被氧化可产生 1000 ~ 1200℃高温,同时遇水蒸气形成磷酸和次磷酸，故除自然火焰烧伤外，还可因形成酸性物质而被烧伤，并可同时伴有吸收中毒。另外，苯类有机化学物质，如苯、苯胺及硝基苯类也可致烧伤，还可伴有吸收中毒。

277. 化学烧伤有什么特点?

（1）化学烧伤的部位多发生在头面部、双手和身体的暴露部位。多因工作失误或他人故意伤害致伤，受伤人群主要为青壮年，烧伤面积一般不大，但烧伤严重，多为Ⅲ度烧伤。治愈后多有瘢痕遗留。

（2）化学烧伤局部组织呈进行性损伤。这是由于在一定时间内，残留的化学物质可在皮肤、深层组织和水疱内继续发挥作用所致。

（3）创面可因致伤的化学物质不同或其深浅度不同表现出不同的颜色。创面的痂皮可呈现软痂或皮革样，这与接触时间长短有关。有时化学物质引起的皮肤损伤，看似表浅，实际全层皮肤已烧伤，甚至已损伤皮下组织，所以对化学烧伤深度的判断不能单凭肉眼观察。

（4）化学烧伤不仅局部损伤严重，常合并中毒及其他器官的损伤。有些化学物质可从正常皮肤、创面、呼吸道吸收，引起内脏中毒和损伤，甚至导致患者死亡。较常见的是化学蒸汽或大爆炸时，化学药物从创面和呼吸道黏膜同时吸收，呼吸道烧伤较多见，眼部烧伤更为多见。有的化学物质在经肝、肾排出时对肝、肾损伤较重，又由于对其性质了解不够，更增加了救治的困难，所以，有时尽管皮肤烧伤并不严重，但患者往往由于合并中毒而导致死亡。

278. 酸烧伤创面有哪些特点?

酸烧伤可致皮肤角质层蛋白脱水、凝固坏死等，其特点为：

（1）不同的酸烧伤后皮肤发生不同颜色变化，硫酸烧伤呈青黑色或棕黑色；硝酸烧伤呈黄色，继而可转为黄褐色；盐酸烧伤则呈黄蓝色；三氯醋酸烧伤先为白色，后为青铜色；氢氟酸腐蚀性大，烧伤后呈现白色而后变成紫色。

（2）烧伤部位与周围皮肤组织界限明显，这是高浓度酸接触皮肤后，使皮肤组织蛋白凝固坏死的缘故。

（3）创面干燥，水疱少，这是由于酸接触皮肤后，有使细胞脱水的作用。

（4）脱痂时间长，可长达 1 个月之久。

279. 碱烧伤创面有哪些特点?

碱不仅吸收组织水分，使细胞脱水，并产热加重损伤，而且能结合组织蛋白。烧伤后其特点是因碱的性质、浓度、接触的时间而异。

（1）创面呈黏滑或肥皂状变化，这是由于碱烧伤时，碱皂化脂肪组织的结果，多见于强碱烧伤。

（2）创面较干燥，呈褐色，多见于石灰烧伤。

（3）氨水、电石烧伤一般和碱烧伤相似。

280. 磷烧伤创面有哪些特点?

磷烧伤在局部是热和酸的复合伤，挥发的磷对皮肤、黏膜有脱水和夺氧作用。烧伤后创面特点为：

（1）创面较深，有时可达骨骼。

（2）在黑暗环境中，创面可见蓝绿色的荧光点。

（3）不同深度烧伤创面颜色不同，Ⅱ度烧伤创面呈棕褐色，Ⅲ度烧伤创面呈黑色。

（4）创面无水疱，界限清晰。

（5）全身毒性反应重，死亡率高。

281. 氢氟酸烧伤的特点是什么?

氢氟酸是氯化氢与氟矿石（含氟化钙 97%）反应产生的氟化氢气体冷却而成的液体。浓度 >40% 的氢氟酸即可产生烟雾。氢氟酸的渗透力极强，它的渗透系数与水相近，通过氟化氢分子扩散可实现氟离子的跨膜转运。它对皮肤组织的损伤机制包括两个方面：一是直接腐蚀接触的皮肤；二是氟离子的渗透导致深部组织坏死，骨质脱钙、疼痛。氢氟酸致人体烧伤后，其特点主要有：

（1）氢氟酸烧伤后的疼痛呈迟发性、顽固性的剧烈疼痛，这种疼痛有时用麻醉药也无法缓解。一般疼痛发生在伤后 1 ~ 8 小时，但若浓度 >50% 的氢氟酸烧伤，疼痛可即刻发生。

（2）氢氟酸烧伤对组织的损伤是进行性的，烧伤的面积和深度可以不断发展。特别是指、趾甲受损时，可向指、趾甲下侵犯，这是因为氢氟酸的腐蚀作用促进氟化物向深部组织穿透，指、趾甲部没有角化层存在，氢氟酸可以迅速穿过甲床、基质和指趾骨，侵犯甲下。

（3）氢氟酸严重烧伤可引起全身中毒和发生致命的低钙血症。氢氟酸中的氟离子与血中游离钙结合后形成氟化钙，血钙浓度迅速降低，有报道 7ml 无水氢氟酸可结合正常人体内所有的游离钙离子。氟离子被吸收后，分布在组织器官和体液内，抑制体内多种酶的活力。

282. 不同程度的氢氟酸烧伤有哪些临床表现？

氢氟酸烧伤后局部表现为皮肤色泽改变或起水疱，烧伤的深部组织有顽固性剧烈疼痛。这些表现与氢氟酸的浓度及与皮肤接触的时间有关。浓度 <20% 的氢氟酸对皮肤损伤较轻，皮肤呈红色。浓度 >20% 的氢氟酸烧伤表面红、肿、热、痛，疼痛多在伤后 1～8 小时出现。浓度 >50% 的氢氟酸烧伤立即出现疼痛。氢氟酸烧伤后的疼痛非常顽固且剧烈，用麻醉药物也难以缓解。氢氟酸烧伤常可导致指、趾甲下损伤。

283. 氢氟酸烧伤的治疗有哪些？

根据氢氟酸烧伤的特点，其治疗原则是阻止氢氟酸对人体组织的继续损害。具体措施为：

（1）先使患者脱离致伤源，脱去污染的衣服、手套，用大量清水冲洗烧伤创面；有水疱立即予以清除，有指、趾甲下侵犯，必须拔除指、趾甲。

（2）应用钙剂中和氟离子，可采用：①碳酸氢钙 10g + 20ml 水溶液润滑剂涂于创面；②氯化钙 60g、硫酸镁 35g、5% 碳酸氢钠 250ml、生理盐水 250ml、庆大霉素 8U、1% 利多卡因 10ml、地塞米松 5ml，配制成湿敷液，湿敷 3 天；③用 10% 葡萄糖酸钙局部注射，注射的有效指标是疼痛缓解。

（3）手术治疗是深度氢氟酸烧伤的根本治疗措施，对有水疱、深部组织坏死应彻底扩创。

（4）合并症的处理：伴有眼部烧伤先用大量清水冲洗，然后用 1% 葡萄糖酸钙及可的松眼液点眼，必要时进行眼科专科治疗。合并吸入性损伤者立即吸氧，并吸入 2.5% ~ 3% 的葡萄糖酸钙雾化液，根据呼吸情况必要时行气管切开等治疗。

284. 瓦斯爆炸烧伤的临床特点是什么？

瓦斯爆炸烧伤多发生在矿井和坑道内，当瓦斯爆炸时可产生高温气浪，同时产生大量有毒气体。所以，瓦斯爆炸烧伤是一种烧、冲复合伤合并中毒，属于一种特殊类型烧伤。主要临床特点为：

（1）瓦斯爆炸烧伤人数多，烧伤部位多为双手、头面部，烧伤面积大，但烧伤深度浅。因为瓦斯爆炸多发生在人多的矿井内，爆炸时产生的温度高达 1800 ~ 2650℃，可致衣服着火引起全身大面积烧伤；创面污染严重，但因热浪在矿井内流速快，达 2000m/s，故与人体接触时间短，所以烧伤深度较浅。

（2）瓦斯爆炸烧伤常伴有一氧化碳（CO）和二氧化碳（CO_2）中毒。因瓦斯爆炸时产生的主要有毒气体为 CO 和 CO_2，这两种有毒气体中毒可引起严重的后果。

CO 比重轻，空气上层的浓度高，立位时吸入较多，CO 吸入后迅速与血红蛋白结合成难以解离的 HbCO，造成组织严重缺氧。主要表现为短时间内面颊和大腿内侧呈樱桃红色，呼吸困难，视力下降。中毒轻者可在 2 ~ 3 周后视力渐渐恢复，严重者失明，并出现白细胞和血小板减少。

CO_2 中毒时，轻者出现头痛、头晕、乏力、气急、胸闷等。重者出现发绀、昏迷、肺水肿、呼吸中枢麻痹死亡。若 CO_2 浓度达到 8% ~ 10%，可致患者短时间内死亡。

（3）瓦斯爆炸烧伤的合并伤较多。瓦斯爆炸时可产生 10kPa 的大气压，导致患者爆震伤、挤压伤、颅脑损伤、骨折和胸腹部伤。同时常伴有吸入性损伤。

285. 瓦斯爆炸烧伤，如何进行现场急救？

首先，要做好防护措施，尽量减轻损伤，当瓦斯爆炸发生后立即胸贴地面卧倒，利用物品遮盖暴露部位，瓦斯比重小，卧下可以减轻烧伤，尤其可以避免肺部爆震伤；掩住口鼻以免呼吸道烧伤和吸入有毒气体；若有衣服着火，就地滚动灭火。其次，立即脱离爆炸现场、预防中毒，瓦斯爆炸后的空气中往往留有一些有毒气体，迅速离开现场到一通风地带，以免中毒。最后，正确判断处理伤情，及时转送医院，瓦斯爆炸时多有合并伤，特别是有外伤、骨折的肢体要妥善固定；烧伤创面多数较浅，疼痛剧烈，根据烧伤面积及合并伤的情况，有秩序地转送到专科医院救治。

286. 瓦斯爆炸烧伤治疗护理应注意什么？

瓦斯爆炸既是爆震烧伤，又是烧伤复合中毒，在治疗护理中应注意以下几个问题。

（1）检查患者烧伤、外伤的同时注意有无中毒表现。对患者进行创面清洁时，尽量设法剔除面部的煤屑。有爆震伤、肢体骨折者应妥善固定。详细询问受伤经过，观察患者有无精神症状、呼吸情况、皮肤有无发绀及樱桃红色等情况。

（2）吸氧。对有吸入性损伤和 CO 中毒或 CO_2 中毒的患者均应高流量吸氧，有吸入性损伤的患者予以半卧位，床旁备气管切开包，根据患者情况随时做好气管切开的准备。一氧化碳中毒可吸 100% 纯氧，有条件者进行高压氧治疗，效果更佳。吸氧的同时密切观察患者的呼吸次数、深浅，精神症状有无缓解。同时给予维生素 C、ATP、辅酶 A 和细胞色素 C，促进细胞功能的恢复。

（3）补液。瓦斯爆炸烧伤常伴有头面部烧伤及吸入性损伤，合并爆震伤补液扩容时，应注意补液的速度，预防肺水肿、脑水肿的发生。观察患者的呼吸、咳出痰液的颜色、精神症状。尿量维持在 50ml/h 即可。适当补充溶质性利尿药或高张盐水。

（4）减轻疼痛，预防感染。瓦斯爆炸烧伤创面较浅，多采用暴露疗法。疼痛明显，伴有中毒时患者多有烦躁和精神症状出现，给予冬眠合剂镇静。保持创面清洁干燥，及时更换一次性棉垫或纱垫。创面外涂 0.25% ~ 0.5% 碘伏，灯烤。控制探视人员进入病室。应用抗生素，以预防感染。

287. 放射性烧伤常见原因是什么？

放射性烧伤主要是指皮肤的急性放射损伤，能引起放射性烧伤的射线主要有 β、γ、X 射线。

引起皮肤放射性损伤的原因在和平时期主要有两种：一种是医源性，

占放射性烧伤的 90%，主要是患者体内或体表恶性肿瘤如乳腺癌、食管癌、肺癌、卵巢癌、子宫癌、皮肤癌等接受放射治疗，应用深层 X 线，^{60}Co 或加速器照射引起了皮肤损伤，也有因神经性皮炎、体表血管癌等良性病变行浅层 X 线或 ^{32}P 贴敷治疗引起皮肤损伤的。发生的原因包括操作失误，如照射超过规定时间，未加用滤光板或周围皮肤未加保护及照射剂量过大等。如在 X 线机直视下取异物时间过长，进入未关闭电源的加速器机房或进入后关闭的电源又接通，接触无屏蔽保护的放射源 ^{60}Co。另一种是放射源保护不当，被无常识的人捡取后放入室内或口袋内，以致本人或与之接触的人均受到严重的局部的放射性损伤和全身的放射性损伤。

288. 放射性烧伤有哪些特点?

放射性烧伤有别于其他类型的烧伤，其特点是：如果短时间照射剂量不大（多为治疗量），无明显损伤表现，但时间长，则可导致慢性放射性损伤。因皮肤损伤有一定的潜伏期，发展缓慢，不容易引起重视，但其病理改变呈逐步加重的趋势，由红斑→水疱→溃疡逐渐加深，常可深达骨骼，病程数月至数十年，有时非手术治疗难以治愈。如为短时间内照射剂量过大，则除照射局部损伤外，还可引起全身急性放射病，危险性极大。

289. 放射性烧伤的临床表现有哪些?

皮肤放射性损伤有一定的潜伏期，炎症反应、组织的破坏和修复过程都较一般烧伤发展缓慢。急性皮肤放射性烧伤有明显的四期：初期、假愈期、反应期和恢复期。初期临床表现主要有皮肤刺痒和灼热感，损伤重处可见红斑、水肿及苍白区，以上表现在受照射后 1～2 天出现，几天后消失即进入假愈期。假愈期虽局部红斑消退，但有功能性障碍，皮温变化，汗腺分泌失调，损伤越重，假愈期越短。反应期主要有红斑，色素沉着，斑、丘疹，重者有水疱，组织水肿，疼痛剧烈，严重者发生局部坏死和溃疡及全身中毒症状。恢复期轻者皮肤脱屑，重者皮肤萎缩，严重者形成溃疡长期不愈。

慢性皮肤放射性烧伤，分为放射性皮炎、硬结样水肿、放射性溃疡和放射性皮肤癌四种。其主要特点是病程分期不明显，表现为皮肤萎缩，菲薄、无汗、有色素沉着或消退，毛细血管扩张。

290. 放射性烧伤的严重程度如何划分?

放射性烧伤的严重程度可分为四度。主要根据症状进行划分,现分别介绍如下。

Ⅰ度(脱毛反应):主要损伤皮肤的附属器官——毛囊及皮脂腺。最初是照射部位出现色素沉着,以毛囊为中心高出皮肤的丘疹,有刺手感,毛发松动,容易脱落。毛发脱落后第 3 个月可以再生,6 个月未长出者为永久性脱落。

Ⅱ度(红斑反应):有明显的临床分期。照射后几小时就有疼痛,烧灼感及轻微疼痛,界限清楚的充血性红斑,持续 1~7 天,这为早期反应。进入假愈期后有功能障碍,特别是持续红斑界限十分清楚。同时发生脱毛。

Ⅲ度(水疱反应):早期反应与Ⅱ度相似,程度重。假愈期不超过两周。局部明显肿胀发红,伴有严重烧灼感,而后出现水疱,水疱破溃形成溃疡,附近淋巴结肿大、触痛。

Ⅳ度(溃疡反应):局部迅速出现烧灼或麻木感、疼痛、肿胀,早期红斑明显加重,假愈期不超过 4 天,照射剂量特大时无假愈期。形成水疱快,组织坏死出现溃疡,周界清楚。如并发感染,溃烂扩大加深可达骨骼,这种溃疡很难自行愈合,时间可长达数年,发生在四肢者,可由于血管病变导致严重缺血性坏死,常需截肢。

291. 决定和影响放射性烧伤的损伤程度的因素有哪些?

(1)放射线的种类:波长较长,穿透力弱的射线容易被皮肤吸收导致皮肤放射性烧伤,波长短、穿透力强的射线则主要损伤深部组织,不同射线引起相同损伤所需的放射量不同。例如,引起暂时性脱毛 X 线需 300rep,γ 射线则要 600rep。

(2)照射剂量、剂量率和照射间隔时间因素:剂量的大小决定放射性烧伤的严重程度,根据其吸收的剂量不同,可致红斑、水疱、溃疡。照射剂量率高,间隔时间短,所致损伤重。

(3)机体和皮肤敏感性:不同年龄、性别、部位对放射线的敏感不同,儿童比成年人皮肤敏感性高,女性比男性的皮肤敏感性高,女性在经期、孕期反应更为明显,不同部位的敏感性由高到低依次为面部、颈部、腋窝、四肢屈侧、腹部。另外，患高血压、结核、糖尿病、甲亢者对射线的敏感性增高。

（4）物理和化学因素：紫外线、红外线照射可增加射线的反应性。碘、硝酸银等也有此作用，在受照射前后防止接触这些理化因素。

292. 放射性烧伤的急救原则是什么?

目前，临床上所见的放射性烧伤主要是医源性，极少数为放射源保护不当致烧伤者。一旦发生放射性烧伤，急救的原则如下。

（1）尽快脱离放射源，消除放射性沾染，避免再次受到照射。进行各种放疗时，一旦患者出现热、疼痛、麻木感，立即停止放疗。

（2）保护损伤部位，防止外伤及各种理化刺激，及时给予必要的保护性包扎。受损部位未出现水疱，宜采用暴露疗法。凡是应用于一般烧伤的药物均可外用，出现小水疱不宜挑破，大的水疱引流后包扎。

（3）及时转送伤员到烧伤专科医院就治。根据伤员受伤的部位、严重程度，分别采取适宜的运送方法，送至专科医院及时对症治疗。

293. 放射性烧伤的治疗护理有哪些?

放射性烧伤严重程度的不同，其治疗护理的方法亦不同，分别介绍如下。

（1）Ⅰ度脱毛反应：一般不需特殊的治疗，预防日光曝晒和再继续受损即可。

（2）Ⅱ度红斑反应：抬高受损肢体，减轻疼痛，受损部位涂以无刺激性烧伤药物，局部疼痛剧烈时可外涂利多卡因软膏等药物；防止一切刺激，禁用肥皂洗涤，日光或紫外线照射，减轻衣服对受损部位的摩擦。

（3）水疱反应：出现水疱后一般采用暴露或包扎疗法。水疱较小时不宜弄破，较大水疱时严格消毒后抽去水疱积液，消毒创面后 0.1% 碘伏或 PVP 碘溶液涂创面，严格无菌操作，保持创面清洁，促进生皮愈合。

（4）溃疡反应：治疗以镇痛、抗感染和手术治疗为原则。溃疡大，损伤深，溃疡经久不愈，主要采取手术治疗，分别为切除较小的溃疡缝合、游离植皮或皮瓣覆盖修复肌腱、血管神经等。各种操作治疗严格无菌，严密观察皮片和皮瓣的成活情况，特别是皮瓣的颜色、温度、血运。指导和协助患者保持适当的体位，以保证皮瓣成活。

特殊人群烧伤治疗与护理

294. 小儿的解剖生理特点有哪些?

（1）小儿体温调节中枢很不稳定，体温容易受周围环境温度的影响；神经系统的发育尚不完善，轻微的损伤或感染即可引起高烧。

（2）小儿皮肤娇嫩，真皮层薄，皮肤附件少，故温度不太高的液体或固体即可引起烫伤，且热力容易穿透至组织深层，造成深度烧伤。

（3）婴儿的呼吸系统发育不够完善，肺泡的发育直到两岁才能完成；而小儿代谢又较成人为高，需要氧供应较多，对缺氧的耐受力较差，容易发生咽喉水肿、肺不张、呼吸道感染等。

（4）循环总血量较少，以单位体表面积计算，血量较成人为低，对失血的耐受性较差，同样面积的烧伤，小儿较成人容易发生休克。

（5）两岁以前的小儿肾脏机能未发育成熟，对电解质的代谢和重吸收水分的能力较低，容易产生大量低渗尿液。不同年龄段的小儿每小时尿量差异较大。

（6）小儿肠道肠壁薄、黏膜血管丰富、吸收力强、渗透力高，烧伤后胃肠道功能很容易发生紊乱。

295. 新生儿烧伤的常见原因及护理要点有哪些?

新生儿发生烧伤的常见原因：不正确的保暖措施，如热水袋、热水瓶、灯烤；新生儿洗澡时水温过高等。

新生儿烧伤后，护理过程中除常规护理外，还需监测患儿体重、体格发育情况，做好治疗期间的营养护理。

296. 小儿烧伤常见的原因有哪些?

（1）热液烫伤：沸水、稀饭及热油等。

（2）火焰烧伤：火炉、衣服或被褥着火而致伤。有的由于穿开裆裤，不慎坐入火盆或火炉上，造成会阴部烧伤。另外，小儿玩火、鞭炮等致伤者亦可经常见到。

（3）接触烧伤：小儿多好奇，用手握炽热金属，如火钳、火钩等物件而致接触烧伤。

（4）电击伤或电烧伤：由高压电或日常生活中用手指抠插座致伤。

（5）化学烧伤：由化学性物质如生石灰、硫酸等致伤。

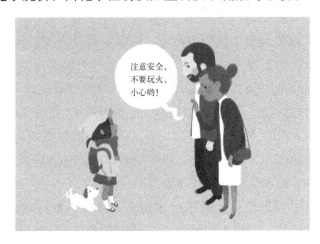

297. 如何估计小儿烧伤面积？

小儿身体的特点为头颅大、下肢短。年龄越小，头面、颈部面积所占比例越大，双下肢所占比例越小。所以，应用九分法估计小儿头面颈及下肢烧伤面积不同于成人，小儿头面、颈体表面积（％）为9＋（12－年龄），小儿双下肢（含臀部）体表面积（％）为46－（12－年龄）。其他部位烧伤面积估计同成人。

298. 小儿烧伤严重程度是怎样分类的？

（1）轻度烧伤：烧伤总面积＜5％。

（2）中度烧伤：烧伤总面积为5％～15％，或Ⅲ度烧伤面积＜5％。

（3）重度烧伤：烧伤总面积为15％～25％，或Ⅲ度烧伤面积为5％～10％。此外，烧伤总面积虽不足15％，但合并有吸入性损伤、化学药物中毒、休克，以及婴幼儿头面部烧伤面积＞5％等情况，也划分为重度烧伤。

（4）特重度烧伤：烧伤总面积超过25%，或Ⅲ度烧伤面积＞10%。

299. 为什么需高度重视头面部烧伤的患儿？

小儿各器官功能发育尚未完善，特别是中枢神经系统发育不全，调节机能及对体液丢失的耐受性均较成人差。由于小儿头面部烧伤后头面部血液循环丰富，局部创面肿胀较其他部位明显，渗出液较多，更因为小儿的解剖特点是头大腿短，头面部烧伤所占的面积比例较成人大，因此，小儿头面部烧烫伤后更容易发生压迫性窒息或休克。

300. 为什么小儿烧伤休克发生率高？

小儿烧伤休克是由于小儿各器官发育不完善，特别是中枢神经系统发育不全，体表面积每平方米所占有的血容量较少，小儿的调节机能及对液体丢失的耐受性均较成人差所致。同时烧伤后疼痛哭闹所致的缺氧，烧伤后血浆样液体丢失，有效循环血量减少，电解质失调等所造成的全身功能紊乱也是引发休克的重要因素。

301. 小儿大面积烧伤后早期抗休克的关键在于什么？

由于小儿的解剖生理特点，大面积烧伤后早期抗休克的关键在于：保暖；快速建立静脉通道；合理安排补液种类及速度。

302. 小儿烧伤休克的临床表现有哪些？

（1）精神状态：早期躁动不安、哭闹，随着休克加重可表现为反应迟钝、神志恍惚或意识障碍。小儿烧伤后休克发生率比成人高，一般烧伤面积＞10%，就有可能发生休克。休克发生率与年龄有明显的相关性，年龄在4岁以上和年龄在4岁以下的小儿休克发生率明显不同，年龄越小，休克发生率越高。1岁以内者，多表现嗜睡；1～4岁者，则表现为兴奋或反常地安静，先躁动不安，以后逐渐转入昏睡；4岁以上者，则异常兴奋，表现紧张和多话。

（2）脉搏、呼吸、皮肤色泽表现：脉搏快而细，可增至180～200次/分；呼吸增快，有时可达60次/分以上；正常皮肤可出现苍白、花斑状改变、四肢发凉、指（趾）甲床发绀、甲床血管充盈时间延迟。

（3）尿量：尿量减少，每小时尿量少于每公斤体重1ml。

（4）其他表现：口渴、呕吐、恶心、高热、惊厥、抽搐。

303. 烧伤患儿静脉留置针常用部位有哪些?

根据患儿烧伤的部位，尽量选择粗直、容易保留的部位进行穿刺。临床上根据患儿的生理及活动特点，通常静脉留置针的首选部位为头部、手背、足背、上肢。

304. 如何防护烧伤患儿静脉留置针滑脱?

首先，穿刺前应根据患儿的年龄、烧伤部位、活动能力尽量选择患儿不容易触碰或牵拉的部位进行穿刺；其次，穿刺后，护士应予以妥善固定，手足部位穿刺后可予以夹板或约束带给以必要的约束，头部穿刺后予以弹力网套辅助固定；再次，应做好家属的宣教，在看护患儿过程中，应尽量避免牵拉或触碰留置针，换药过程中，固定好患儿，防止哭闹过程中出现脱管；最后，责任护士应班班交接，及时发现留置针固定有无松脱、回血等异常表现，做好维护。

305. 小儿烧伤输液的注意事项有哪些?

（1）建立有效的静脉通路，保证液体顺利输入。

（2）遵照医嘱，按照胶体、电解质溶液、水分三者交替输入。切忌在短时间内输入大量单一液体。

（3）各种液体按规定时间均匀分配输入，按液体总量计算每分钟输入的滴数，防止时快时慢。

（4）补液过程中，随时观察病情，如出现躁动不安，应分辨是否为血容量不足、缺氧（呼吸道梗阻）或脑水肿。

（5）测量每小时尿量以判断休克纠正程度，烧伤面积在20%以上者，宜留

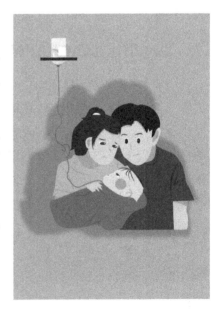

置尿管，指导休克期输液量和输液速度。

（6）做好家长的安抚和健康教育，指导其正确看护患儿。

306. 小儿烧伤补液抗休克治疗有效的指征是什么？

小儿烧伤后抗休克治疗期间，尿量作为评价休克的客观标准，保持 1~1.5ml/（kg·h）即可。患儿神志清楚、安静，无烦躁；心跳有力，心率在 140 次/分以下；足背动脉搏动好，外周静脉及毛细血管充盈良好；肤色正常，肢端温暖；收缩压≥80~90mmHg，脉压差 >20mmHg。以上征象视为抗休克治疗的有效指征。

307. 小儿烧伤早期补液过程中为什么容易出现惊厥、抽搐？

小儿烧伤补液过程中出现惊厥或抽搐现象，在入院早期常见，主要由于短时间内输注大量的水分，血液成分中的电解质紊乱造成，主要见于高钠或低钙血症，在排除患儿既往有癫痫病史的情况下，出现此类症状，应遵医嘱急查电解质，积极处理创面，根据采血结果，缺什么补什么。抽搐或惊厥期间，做好对症护理，防止不良事件的发生。

308. 小儿烧伤后发热的常见原因是什么？

由于小儿的体温调节中枢发育不完善，烧伤后一般均有不同程度的发热，有时体温可高达 39℃。小儿烧伤后发热的常见原因有以下几种。

（1）创面感染：表现为创面局部潮湿，分泌物多，积脓或有臭味，创面周围炎症反应明显，出现红、肿、热、痛及蜂窝织炎。

（2）环境温度过高：多见于夏季，由于创面包扎造成，改为暴露疗法即可好转。

（3）"换药热"：换药面积过大，换药后创面毒素吸收入血，尤其是创面浸浴以后，容易引起发热，多为"一过性"发热。湿敷面积过大也可引起发热。

（4）药物过敏或输血、输液反应所致的发热。

（5）合并肺部感染和颅脑损伤：出现相应的咳嗽、气急、肺部湿啰音等呼吸道症状。有颅脑受伤者，影响体温调节中枢会导致中枢性高热。

（6）脱水热：常见于大面积烧伤后发生高渗性脱水所致。

309. 如何预防烧伤患儿惊厥的发生？

烧伤患儿因为神经系统发育不完善，在烧伤后应激中发生惊厥的原因主要常见于高热、电解质紊乱、感染、延迟复苏、补液不当、缺钙等，偶有见于全麻术后。针对以上原因，治疗护理中应密切观察患儿体温变化，尤其应关注既往有高热惊厥病史的患儿；对于外院转诊或院前时间较长的患儿，入院后应快速检查电解质，积极处理创面，根据血生化检查结果，合理安排补液顺序，避免短时间内单一液体的输注；对于血钙偏低的患儿，遵医嘱适当补充钙剂。

310. 如何护理烧伤后高热惊厥的患儿？

保持患儿呼吸道通畅，解开衣领，取平卧位，头偏向一侧，清洁口腔，轻轻扶住患儿的身体，以免造成关节损伤或摔伤。用纱布包裹的竹筷或压舌板垫在患儿的上、下牙齿之间，防止舌咬伤；减少刺激，保持安静；吸氧以减少脑缺氧性损伤。抗惊厥药物，用药越早越好，首选地西泮（0.2~0.5mg/kg）缓慢静脉推注（<1mg/min），最大剂量每次不超过10mg。首次剂量要足，最好静脉推注，如有困难，可选择直肠给药。必要时可隔10~30分钟稀释后静脉滴注。亦可用复方氯丙嗪、水合氯醛或苯巴比妥钠等均有较好效果。经上述处理未完全止痉或再次发作可选用苯巴比妥钠，每次5~8mg/kg，肌内注射。对于惊厥持续状态应加用能量合剂，注意给氧，遵医嘱交替使用地西泮或苯巴比妥钠，激素、甘露醇等综合措施防治脑水肿。在院外出现惊厥，在保持气道通畅的前提下，可以给予快速有效地降温，包括物理降温如酒精擦浴、冰敷、温水擦浴等，争取体温保持在38.5℃以下。如果惊厥在短时间内（通常1~3分钟）仍没有缓解，要及早、就近转送医院。

311. 如何护理小儿烧伤的创面？

（1）小儿体温较容易受环境温度影响，大面积烧伤多采用暴露疗法。由于小儿不易合作，为防止抓伤创面，双手可以适当约束；较小面积烧伤，可以采用包扎疗法。

（2）保持病室清洁干净。夏季室温应维持在 26～28℃，冬季室温应维持在 28～32℃，相对湿度控制在 50%～60%。

（3）暴露的创面要保持干燥，避免受压、潮湿，定时翻身和更换体位。四肢应充分外展，会阴部要充分暴露，适当约束、固定肢体。

（4）小儿控制能力差，由于疼痛躁动厉害，遵医嘱可适当给予镇静药，以防止造成二次创面损伤。

312. 如何有效避免烧伤患儿对创面的挠抓？

烧伤患儿在整个治疗过程中，遵医行为较弱。尤其烧伤创面修复过程中，由于创面瘙痒、不适时，挠抓创面现象尤为明显。包扎创面较为安全，暴露创面、刚愈合的皮肤往往十分危险。对此，日间应专人看护患儿，晚夜间患儿双手佩戴手套或足穿袜套，避免晚夜间指甲抓破创面；同时睡觉前，家属予以创面适当的保护，调节好室内温度，愈合创面涂抹止痒、保湿的药物，防止温度过高、创面干燥引发的瘙痒。

313. 小儿上肢烧伤后如何确保肢体的抬高位？

小儿上肢烧伤后予以三角巾或绷带将患儿肢体悬吊于颈部或斜跨于肩部，保持肢体与心脏处于同一或稍高于心脏水平即可。家长搂抱患儿时，可将患儿肢体放置于家长肩部，即可保持其患肢的抬高位。睡眠时，予以患肢体位垫垫高。

314. 小儿下肢烧伤后如何确保肢体抬高？

患儿入睡时，给予体位垫抬高下肢；玩耍时，适当抬高下肢，避免下肢行走、站立；搂抱患儿时，使患儿在家长怀抱中处于仰卧位，避免肢体下垂。

315. 如何协助医生为烧伤患儿换药？

医生在为患儿换药过程中，责任护士最好全程陪同，首先安抚患儿情绪，鼓励患儿，避免患儿出现过度哭闹；换药过程中，护士协助医生做好患儿的固定，协助打开无菌敷料；观察患儿换药过程中的反应，做好各管道的保护，防止脱管等意外事件的发生。

316. 大面积烧伤患儿换药前需要进行哪些准备?

大面积烧伤患儿换药前，由于创面需消毒、暴露，往往需要先进行室内温度的调控，必要时准备烤灯，防止患儿受凉；一次性准备好换药用物，缩短换药时间，减少患儿痛苦；换药前对各种管道做好妥善固定，避免换药过程中发生脱管；换药前 30 分钟，尽量不予以患儿进食，避免换药过程中哭闹呕吐，出现误吸。

317. 小儿使用镇静镇痛药时应注意什么?

小儿烧伤后，由于疼痛的刺激，烦躁不安、哭闹、躁动，可造成创面的再损伤，增加机体氧耗量，因此，需要适当使用镇静镇痛药。由于小儿对药物的耐受力差，故对小儿用药时应注意以下几个方面。

（1）不能盲目使用镇静镇痛药，以免掩盖病情；若为 1 岁以内小面积烧伤的小儿不需使用镇静镇痛药。

（2）因小儿对医院环境陌生而哭闹，一般不用药，尽快帮助患儿适应环境，熟悉工作人员，建立亲切感。

（3）因创面疼痛引起哭闹、烦躁，可考虑适当应用镇静镇痛药。药量应按小儿体重计算。

（4）用药前首先排除小儿是否有休克，若休克存在，应先积极纠正休克。

（5）用药后应观察小儿意识、呼吸、脉搏等生命体征情况。

318. 婴幼儿烧伤后，营养护理有哪些要求?

婴幼儿肠道系统较弱，烧伤后应加强其营养支持，尽可能帮助患儿恢复肠道功能，降低并发症，改善营养状态，以阻止肠道内的细菌或病菌毒素发生移位。治疗过程中可以让患儿进食高热量的流质饮食，少量多餐，降低急性胃扩张、食物反流等不良反应。如果处于母乳喂养的患儿，可嘱患儿母亲增加营养摄入，以保证患儿的营养需求。在肠内营养不能满足机体需要时，可积极进行静脉营养，并严格无菌操作，防止并发症。

319. 小儿烧伤后，营养护理有哪些要求？

小儿烧伤后，每日需要蛋白质的量较成人多，为 2～2.5g/kg，所以，各类营养素的补充应做到均衡、适宜、有效，应合理补充蛋白质、脂类、糖类、维生素和微量元素的需求；鼓励进食高蛋白、高热量、高维生素饮食，比如瘦肉、虾、鱼汤、奶制品、鸡蛋、新鲜的水果、蔬菜，不仅可以增加患儿食欲，还可以保证营养摄入。

320. 烧伤患儿出现腹泻有哪些原因？

烧伤患儿出现腹泻的原因大致分为 3 种。

（1）感染因素：肠道内感染可由病毒、细菌、真菌、寄生虫引起，前两者多见，尤其是病毒。

（2）非感染因素：①饮食因素：喂养不当可引起腹泻，多见于人工喂养，主要是由于伤后患儿消化功能减退，饮食量不当或食物成分不适宜，如突然改变食物品种，摄入不易消化的食物引起。②气候因素：气候突然变化，腹部受凉使肠蠕动增加；天气过热、大量出汗使消化液分泌减少，或由于口渴饮奶过多，增加消化道负担等，均可能诱发消化功能紊乱性腹泻。

（3）抗生素相关性腹泻：排除以上两种原因，并且伤后使用抗生素的患儿，应密切观察并预防该腹泻的发生。

321. 如何护理烧伤后伴腹泻的患儿？

烧伤患儿伴腹泻护理的重点是预防和纠正脱水，坚持继续喂养，合理使用抗生素，隔离等。患儿一旦发生腹泻，应分析产生腹泻的原因，及时留取便标本送检，予以对症处理。饮食上注意禁食生冷、刺激、油腻、粗纤维的食物，新添加辅食的患儿暂停该辅食的摄入，指导患儿家属予以少量多餐；密切观察排便的颜色、性质、量、次数；观察尿量及患儿的精神状态，做好腹泻期间补液护理，防止脱水及电解质紊乱的发生。抗生素相关性腹泻的患儿，需合理安排抗生素输注及肠道活性菌口服时间；细菌性痢疾患儿，要做好床旁隔离，防止交叉感染。

322. 如何预防小儿烧伤?

小儿烧伤大都由于照顾不周或疏忽所致，且生活烫伤占大多数，因此，要根据不同年龄、生活习惯和条件，加强健康宣教，普及烧伤预防知识，制定必要的预防措施。

（1）对家长、幼教人员及学龄前儿童进行预防烧伤的指导和教育。

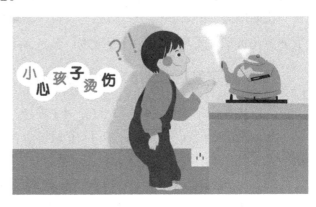

（2）家中容易引起烧烫伤的物品要妥当放置，如热水瓶、汤锅、火炉、热水壶、炭盆、电炉等，严格限制小儿接近这些物品。不要把小孩单独放在这些物品旁边，防止小儿拉翻致伤。

（3）小儿洗澡时，应先将冷水倒入盆中，然后再加入热水混合。

（4）冬天用热水袋取暖时，注意水温不宜太高，并用衣服或布包裹，不要直接贴放在小儿皮肤上，以免烫伤。

（5）教育小儿不要玩火或易爆炸的物品，不要摆弄各种电器开关，防止触电事故。对汽油、打火机、火柴及化学易燃品等要加强保管，放在小儿不能涉足和攀拿的安全地方，以免小儿烧伤。

（6）加强灭火教育。如果不幸烧伤，要尽快灭火，采取急救措施，减轻伤情。

323. 老年人有哪些生理解剖特点?

（1）体液成分的改变。60岁以上的老年人随着年龄增长，全身含水量减少，特别是细胞内水分减少。青壮年人群的细胞内含水量为42%，而75岁以上老年人的细胞内含水量仅33%，细胞外液量相对增加。细胞内液是细胞外液及体内电解质改变的缓冲系统，在细胞内液减少的情况下，老年人调节水、电解质平衡的功能减低。

（2）神经系统功能减退。据文献报道，65岁以上老年人对外界刺激反应力下降，主要原因是胆碱能神经递质活动障碍。

（3）心功能减低。老年人动脉弹性降低，心脏的储备能力减少，稍加负荷就可造成心功能不全；当血压过高，收缩压超过 180mmHg（24kPa），可导致心力衰竭、脑缺血及心律失常。

（4）糖代谢异常。由于胰岛 β 细胞对葡萄糖耐受性随着年龄增长而减低，糖耐量减低，容易发生糖尿病。

（5）肾功能减退。老年人肾小球滤过率、肾脏有效血流量及肾小管吸收和排泄功能均减低，对尿的浓缩和稀释功能下降，容易发生高渗性脱水、酸中毒和电解质紊乱。

（6）免疫功能低下。由于细胞免疫功能下降，免疫监视能力减退，中性粒细胞吞噬功能、杀菌能力均减弱，对抗细菌感染能力下降。

（7）皮肤结构与功能改变。老年人的皮肤随年龄增长而变薄，皮肤的附属器如毛囊、汗腺及皮脂腺等的功能均衰退，对周围环境温度调节能力差，表皮细胞再生能力减退，烧伤后愈合缓慢。

（8）对药物的吸收和排泄减慢。药物在老年人体内代谢慢，药物分布容量变小；由于肾功能减低，药物经肾排泄量减少，容易在体内潴留，所以，老年人用药要减少剂量，延长给药时间。

324. 老年人烧伤常见原因有哪些?

（1）持续接触温度过高。因老年人感觉迟钝，常在使用热水袋、洗浴、洗脚时水温过高或长时间使用电热毯过程中致伤。

（2）突发疾病致意外事故。老年高血压患者因突然血压升高晕厥、癫痫发作等跌倒至热水中、火炉上等情况导致烧烫伤。

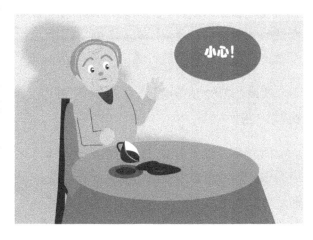

（3）各种保健治疗仪使用方法不当。

（4）其他意外致伤，如吸烟、火灾、触电等。

325. 老年人烧伤的特点是什么?

老年人烧伤后,其特点主要有以下四点。

(1) 容易出现并发症。老年人机体功能减退,多存在心、肺、肾、内分泌等慢性疾病,代偿能力差,对失液的耐受性差,容易并发休克和多器官功能衰竭。

(2) 创面愈合速度慢。老年人机体组织衰退,生长能力减弱,若合并有糖尿病,创面愈合速度更慢。

(3) 感染。老年人免疫功能低下,抗感染能力差。

(4) 创面较深。老年人感觉迟钝、皮肤萎缩、皮下脂肪少,烧伤常易波及深部组织,甚至达肌肉、骨骼。

326. 为什么同等面积、严重程度的烧伤,老年人的死亡率高?

老年患者由于其生理机能及各脏器功能的衰退,烧伤后应激能力减弱,烧伤前基础疾病较多,皮肤愈合能力减退,机体抵抗力下降等容易导致其死亡。烧伤面积与年龄是预判老年患者死亡率的重要指标,临床上有烧伤面积加上年龄等于老年烧伤死亡率的说法。

327. 高龄患者入院需要采集哪些相关信息?

高龄患者入院需对患者进行详细的入院评估,准确测量患者的生命体征,观察患者的神志、意识状态,现病史、既往病史、慢性病治疗情况,既往有无跌倒、坠床、晕厥史,是否口服降糖、降压等药物信息。

328. 为什么高龄患者入院需进行风险评估?

因为高龄患者存在生理机能退化、反应缓慢、基础病多等特点,一旦烧伤入院,需进行全面风险评估,预防性给予针对性的护理干预,密切观察病情变化,从而降

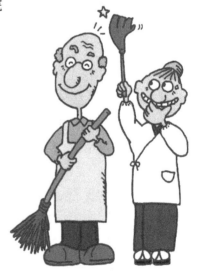

低跌倒、坠床、压疮、导管滑脱、心脑血管意外等风险，这样能有效地提高老年烧伤患者的救治成功率，提高其生活质量，同时减少护理纠纷的发生。

329. 老年患者用药中需注意哪些问题?

老年患者用药期间应详细阅读药物说明书，了解用药目的、注意事项、不良反应，权衡药物的利弊，尽量选择对肝肾功能损伤较小的药物；口服药物注意老年患者的依从性，定时协助患者口服药物，避免漏服；注意用药剂量的调整，根据患者的年龄、体重，提醒医生适当减轻药物剂量；用药后注意观察患者对药物的反应和效果，及时发现不良反应并做好处置工作。

330. 老年人烧伤后输液要注意什么?

（1）严格控制补液速度。老年人心、肺、肾功能下降。在能纠正休克的前提下，补液速度宜慢。有条件者 24 小时总量宜使用输液泵匀速泵入，防止肺水肿和心力衰竭的发生。

（2）密切观察心率、血压、意识状态。

（3）加强肺部听诊，及时发现肺部异常情况。

（4）尿量维持 50ml/h。

331. 老年人烧伤后容易合并哪些疾病?

根据老年人机体的特点，烧伤容易合并的疾病主要有：

（1）烧伤所致的休克、创面感染。

（2）烧伤后并发肺部感染、心力衰竭、肾衰竭、胰岛分泌功能变化、胃肠功能改变。

（3）压疮。烧伤后疼痛，行动不便，营养不良，局部血液循环差，皮下脂肪少，骨突出处长时间受压，则可并发压疮。

（4）严重烧伤治愈后遗留的功能障碍。

332. 老年烧伤患者住院期间常见并发症有哪些特点?

（1）老年烧伤休克发生率高，且发生时间比同等烧伤面积的青壮年早。

（2）肺部感染是老年烧伤患者最常见的并发症，而且往往是致命性的。

（3）常出现泌尿系统感染，其主要原因是尿潴留及导尿污染。

（4）老年烧伤患者极容易发生压疮。

（5）老年患者各脏器功能减退，加之既往心脑血管病史，住院期间还可能并发心脑血管意外、猝死。

333. 如何有效预防老年烧伤患者并发症的发生？

（1）由于老年人心肺代偿能力差，补液安全幅度小，补液过程中除严密观测呼吸、脉搏、血压等生命体征外，更应注重患者的精神状态、四肢末梢循环的观察、心肺的听诊及尿量监测，及时调整补液速度及种类，避免长时间输入单一种类液体。

（2）肺部感染：预防性护理至关重要，特别是伤前就有肺部疾患的患者，一入院就应采取一定措施，如保持呼吸道通畅、定时翻身叩背、做体位引流、鼓励患者咳嗽排痰。老年人体温调节能力差，伤后注意保暖，尽量使病房温度达到 28～32℃，不仅可降低患者新陈代谢，减少氧耗量，而且也是预防肺炎的措施之一。

（3）预防泌尿系统感染：应重视老年男性尿潴留，一旦发现要及时处理。留置导尿管要严格无菌操作，定时更换尿管、尿袋，保持引流通畅。

（4）在营养护理方面：老年人消化功能差，烧伤打击会使胃肠功能更加低下，所以要注意饮食，各种营养要均衡，保证蛋白质供给；但由于老年人糖耐量低下，喂食时需制定热卡食谱，少量多餐，尽可能地减轻静脉营养的负担；定期测量体重，化验血常规、血浆蛋白分类，进行氮平衡测算，以此监护营养支持疗法的效果。

（5）压疮预防：强调预防性护理，千方百计杜绝压疮发生。原则为营养好、勤翻身、被褥干燥、多按摩。具体操作包括：消除诱因；定时翻身，每1～2小时1次；每日更换床单，敷料污染随时更换；加强大小便护理；保护压疮易发部位，在身体骨隆突处垫"U"形气圈，促进局部血液循环；定时按摩受压部位。

（6）心脑血管意外、猝死的预防：护士应在住院时做好病史采集，进行住院期间风险评估，向家属详细讲解并告知，家属签字表示确认，护士按等级护理巡视病房，定时监测患者的生命体征，询问患者有无不适，及时发现患者的异常情况并报告医生。

334. 如何预防老年人烧伤？

（1）加强老年人生活的照顾。老年人洗澡、洗脚应有人协助，帮助调好水温，并加强观察。

（2）所使用的取暖物品温度宜低。老年人所使用的热水温度不宜超过45℃，热水袋水温不宜超过50℃。

（3）安全使用保健治疗仪，进行专业指导，详细阅读使用说明后方可使用。

（4）加强老人健康宣教，纠正不良嗜好。

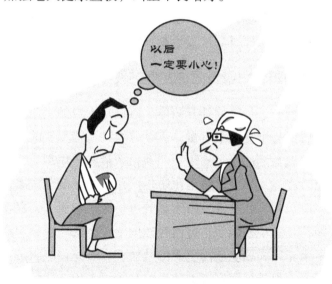

335. 孕妇烧伤的常见原因及护理的注意事项有哪些？

孕妇烧伤多为生活烧伤，由于生活中意外事件如跌倒、热液烫伤、洗澡时晕倒致热水烫伤等。孕妇烧伤在治疗护理过程中，除保证及时足量的补液，以维持正常的生命体征，防止出现低血容量休克，还要注意用药安全，要考虑是否会对胎儿造成影响。此外，为避免胎儿缺氧，应在维持补液的基础上，进行适当地给氧治疗，并将患者置于通风处，同时应加强观察。对于孕早期的患者来说，要加强对胎儿情况的密切监视，随时对胎儿情况做出判断。对于孕中期的患者来说，胎儿是否存活主要与孕妇有关，而且此时胎儿在宫外难以生存，因此，若孕妇身体允许，此时应考虑在烧伤治疗的基础上进行保胎治疗。由于硫酸镁对心血管和代谢的影响相对较小，因此可作为抑制宫缩的药物。同时，也应加强对胎儿的产前监护，若出现胎儿窘迫，应尽快终止妊娠。对于孕晚期的患者，胎儿是否存活更多地取决于孕周，因此，治疗过程中应对孕周有准确的判断，对孕晚期患者应做好准备应对可能的胎儿出生。由于现在胎儿温室设备的改进，胎儿体外存活率已经大大提高。

336. 孕妇烧伤后常见哪些并发症?

怀孕早期的烧伤，如果用药不慎或不当，很容易造成胎儿畸形和流产。中、晚期妊娠合并烧伤后，由于皮肤释放大量的 PGE_2 促进子宫收缩，容易导致流产或早产，严重的可发生胎死腹中。

337. 如何预防孕妇烧伤后并发症的发生?

烧伤早期应及时、足量地补充液体，以维持正常的生命体征和血管灌注，否则，患者极易出现低血容量休克，并增加血栓形成的危险。同时低血容量还可导致胎盘灌注不足出现胎儿缺血缺氧和酸中毒。对于大面积烧伤合并妊娠患者在休克早期可考虑预防性应用低分子肝素抗凝治疗，而祛聚药物右旋糖酐、阿司匹林等，由于其既可扩充血容量、稀释血液、降低黏滞度，又能防止血小板凝聚，可作为辅助治疗方法。局部用药是烧伤治疗的一项重要措施，为预防创面引起的败血症，对烧伤组织进行局部的抗菌治疗非常必要，尽量根据伤口细菌培养的结果选用合适的且对胎儿发育没有影响的药品。对妊娠至第 13 周以后、烧伤面积 <50% 的患者，为预防烧伤后流产及早产，早期切削痂可降低血中 PGE_2 水平，也可用黄体酮类药物阻断 PGE_2 效应，连续监测胎儿的情况；孕中期患者，根据孕妇身体情况，在烧伤治疗的基础上进行保胎治疗；孕晚期的患者，根据胎儿发育情况监测，必要时可提前结束妊娠，确保胎儿安全及孕妇早期得到有效治疗。

338. 哺乳期妇女烧伤后护理注意事项有哪些?

哺乳期妇女发生烧烫伤后，根据烧伤严重程度，判断是否需要住院治疗、是否需要抗生素治疗。创面外用药物应避免使用经创面吸收的抗菌药物，指导患者保持心情舒畅，多食高营养、高维生素、高蛋白饮食。口服或静脉滴注抗菌药物前，应遵医嘱暂停哺乳，用吸奶器将乳汁吸出并弃去，保持泌乳正常，防止乳腺炎的发生。停用抗生素 3~5 天后方可正常哺乳。患者烧伤严重，需长时间住院并使用抗菌药物治疗者，应果断给婴儿添加辅食，中医科协助诊治，予以患者回奶，配合烧伤治疗。

烧伤康复治疗与护理

339. 烧伤康复治疗包括哪些?

（1）心理康复：是保证其他康复治疗顺利实施的基础。针对不同时期患者的心理变化，准确地掌握其心理状况，进行心理评定，找出关键问题，适时地进行心理调理。

（2）功能康复：是康复治疗的重要部分，基本目标是达到生活自理，包括关节活动度训练，肌肉力量和耐力训练，步态、平衡和协调能力训练，日常生活活动能力训练等。

（3）体能康复：烧伤治疗期间的大量能量消耗，长期卧床导致的体力下降，甚至肌肉萎缩都严重影响患者体能，所以在烧伤恢复过程中，迫切需要加强全身所有肌肉和关节、心脏和肺的锻炼。

（4）容貌康复：包括烧伤创面愈合后的皮肤护理和后期的整形手术。

（5）职业康复：体能恢复、功能得以改善后，应进行有目的、有选择性的职业技能训练，有助于患者尽早重返工作岗位。

（6）社会康复：帮助患者逐渐解除心理压力，以平和的心态走向社会，增加自尊与自信，提高生活的勇气，使他们完全融入社会，发挥他们的光和热，这也是康复治疗的最终目的。

340. 烧伤早期康复有哪些内容?

（1）保持关节、肢体、烧伤部位的功能位，最大限度地避免创面粘连，造成功能障碍。

（2）对于可能产生瘢痕部位，积极开展压力治疗，如配戴弹力套、穿弹力衣；轻型可塑性夹板、矫形器的使用，减轻瘢痕和功能障碍。

（3）物理治疗：冷疗、水疗、电光浴、红外线照射、紫外线疗法、氦氖激光疗法、超短波疗法等，促进组织再生。

341. 什么是主动活动？烧伤后主动活动应注意什么？

主动活动就是待患者病情稳定后教给患者自己活动的方法，让患者自己活动。烧伤后主动活动时应注意：

（1）对出现紧缩的愈合皮肤部位进行活动。

（2）活动先从不痛部位开始，活动度由小到大，活动范围逐渐扩展至疼痛部位。

342. 预防颈部瘢痕挛缩的主动活动方法有哪些？

预防颈前瘢痕：仰卧位时肩背下垫小枕头，使颈部过伸以牵拉颈部皮肤，俯卧位时抬头使颈前过伸。预防颈一侧瘢痕：头向健侧倾斜和转动，或患者手提重物使肩关节向下牵拉以增加患侧颈部过伸的程度。

343. 预防腋部瘢痕挛缩的主动活动方法有哪些？

（1）上肢外展 90°或上举过头，仰卧位时双手交叉于头后侧使腋部伸展。

（2）一侧腋部瘢痕，患侧手放置在肩以上，健侧手放置在腰臀部，双手各握毛巾或布条的一端，做一上、一下的擦背动作，以牵拉患侧瘢痕。

（3）在头上方的建筑物上装一滑轮，在经过滑轮的绳索两端各安装一拉手，双手交替上、下拉动，同样有牵拉作用。

（4）患侧上肢沿门或墙壁上举，用手做爬门动作。

344. 预防肘部瘢痕挛缩的主动活动方法有哪些？

（1）肘前瘢痕用手拉门把，利用自身体重产生牵拉作用。

（2）患肢提重物如沙袋或米袋，可对抗屈曲挛缩。

（3）手握门柄伸展肘部，做前臂旋转运动。

345. 预防手瘢痕挛缩的主动活动方法有哪些？

（1）拇指尖掌面与其余四指指尖掌面做对掌运动。

（2）进行屈伸指、分指、握拳运动，利用健手帮助患手的掌指、指间关节做屈曲活动。

（3）双手指蹼瘢痕的预防：左、右手手指交叉，插入指蹼按压。

（4）双侧虎口瘢痕的预防：左、右手拇指交叉，插入虎口按压。

（5）站立位，手掌放置在桌面上靠体重下压使腕背屈曲或将第2至第5指指背放置在桌面上进行掌指关节屈曲运动。

（6）鼓励患者自己洗漱、吃饭、穿衣，每日的生活锻炼是最有效的主动活动方式。

346. 预防髋及臀部瘢痕挛缩的主动活动方法有哪些？

（1）前侧瘢痕：取俯卧位牵拉瘢痕；站立位，做下肢后伸运动。

（2）后侧瘢痕：仰卧位，做下肢抬高外展活动，或下肢屈曲抱膝动作；站立位，抬高患肢，用手帮助进行压腿运动或下蹲以牵拉瘢痕。

347. 预防膝关节及足部瘢痕挛缩的主动活动方法有哪些？

预防膝关节瘢痕挛缩的主动活动方法：

（1）俯卧位时膝伸直，使腘窝伸展。

（2）站立位时面壁而站，前胸贴墙壁，从而牵拉腘窝瘢痕。

（3）做屈膝活动或单腿站立，用布条或毛巾置于患肢小腿下1/3处用手向上提，使膝屈曲，并练习下蹲。

预防足部瘢痕挛缩的主动活动方法：仰卧位或坐位，进行足背屈、跖屈、外翻、内翻活动；站立位，穿平底鞋使足跟踩地。

348. 什么是被动锻炼？

被动锻炼就是依靠他人，通过按摩、推拿、牵拉等方法使关节恢复一定的活动度，为主动活动创造相对宽松的环境。烧伤瘢痕硬韧，缺乏弹性，严重制约关节活动。因而，对于烧伤患者来讲，按摩是被动活动的主要措施。

349. 被动锻炼应注意什么？

（1）浅度烧伤应从伤后10天左右开始，手术患者从术后2周左右开始。

（2）按摩前局部涂擦液状石蜡，以减少摩擦力。

（3）早期按摩采用轻手法的按压、摩、揉等，随着瘢痕组织的不断老化，不断增加力量，增加推、搬、提拿、捏、叩击等手法。

（4）按摩早期频率要慢，手法要柔和，勤换部位，切勿在一个部位长时间按摩，以免损伤新生的上皮。

（5）按摩的同时要协助患者进行关节运动。

（6）注意调动患者和家属的积极性，因瘢痕挛缩越重，按摩所需推拉的力度越大，患者常感到疼痛，要鼓励患者坚持治疗。儿童需家长的配合，切勿因哭闹而停止锻炼。

350. 什么是器械疗法？哪些运动器械对烧伤患者的锻炼有用？

利用各种体疗器械促进功能康复，谓之器械疗法。借助器械的帮助可使患者得以更快、更好地康复。体疗器械不仅可以在医院的康复体疗室进行，患者出院后也能在家中继续巩固治疗。

对烧伤患者锻炼有帮助的运动器械有以下几种。

（1）握力器或球体：用其锻炼手指屈曲和握力，利用分指板使手指伸展和分指。

（2）杠铃及哑铃：锻炼臂力。

（3）爬肋木和木梯：锻炼上肢牵拉和下肢蹬踏。

（4）拉重力滑轮：锻炼肩肘及手的拉力。

（5）骑自行车或脚踏固定自行车：锻炼下肢各关节功能。

（6）划船器、跑步机、多功能健身器：均对全身各关节功能改进和增强体力有明显作用。

（7）电动器械：可根据手、肘、髋、踝各关节不同的功能状态进行调整，循序渐进，实施针对性锻炼。

351. 什么情况下需要涂抹祛除色素的药物？

烧伤创面愈合后出现明显的色素沉着患者，需要选择使用祛除色素的药物，当色素沉着消失时应立即停用此药物。

352. 什么是增生性瘢痕?

深Ⅱ度和Ⅲ度烧伤创面在愈合后 1~3 个月内开始出现增生的瘢痕,称为增生性瘢痕。瘢痕初期颜色为淡红色,后逐渐转为鲜红色,表面变粗糙,出现硬结、轻度瘙痒,并逐渐加重,创面愈合后 6 个月左右瘢痕增生达到高峰,颜色由鲜红色转为深红色或紫红色,表面可见粗细不均匀的毛细血管,表皮菲薄,角质层增厚,干燥易裂,瘢痕厚度可增至数毫米。瘢痕坚硬无弹性,触之疼痛加剧并有灼热及紧缩感,关节活动部分或全部受限制,瘢痕挛缩甚至可造成关节脱位和畸形。

353. 预防瘢痕增生的措施有哪些?

(1) 加压疗法:用弹性织物对烧伤愈合部位持续压迫达到预防和减轻瘢痕增生的方法。适用于大范围瘢痕增生的防治。

(2) 药物治疗:①外用药物,将药物涂抹于瘢痕组织,通过其渗透作用达到预防瘢痕增生和促进瘢痕软化的目的。②瘢痕内注射,将肾上腺皮质激素类药物直接注入瘢痕组织内,此注射疗法适用于小范围增生性瘢痕或瘢痕疙瘩。

(3) 局部按摩:通过按摩增加血液循环,松解粘连,从而降低瘢痕的坚韧度,提高其柔软度。

354. 预防瘢痕的外用药物有哪些? 怎样应用?

(1) 硅酮凝胶类制品:①黏性硅凝胶膜,商品名瘢痕敌。国内类似产品还有瘢痕贴、珠力神等。用法:直接黏贴于瘢痕表面,应用胶带、弹力绷带、弹力套固定,其效果更佳。使用初期每日 8 小时,逐渐递增,一周内增至 24 小时持续应用。每日取下清洗,晾干后再贴敷,并注意清洗周围正常皮肤,一片可反复应用 1~2 个月,疗程 3~6 个月或更长。②非黏性硅胶膜:商品名瘢痕克。主要成分为硅酮胶、含铝合金矿物质等,无黏性,坚韧,不易破碎,与皮肤接触产生静电而黏附于皮肤上,呈半透明。用法:贴于瘢痕表面,并以胶带、弹力绷带或弹力套固定,每日需取下清洗擦干再贴敷。夏天每日清洗 2~3 次,同一片胶膜反复使用直至瘢痕成熟不需更换。疗程 7~9 个月。③硅酮凝胶绷带,将硅凝胶直接涂抹在弹力绷带上制成，直接缠压在瘢痕区。④硅酮气雾剂，商品名抑疤灵，是以聚硅氧烷树脂为主要成分的硅酮气雾剂。用法：将其均匀喷涂于患处，在瘢痕表面形成 0.05～0.5mm 薄膜，每日 2～3 次，6～8 周为一疗程。该气雾剂操作方便，对瘢痕凹陷皱褶处也能覆盖，薄膜具有透气、透水性能好、随体性强等优点，能减轻瘢痕充血及痛痒症状，加速瘢痕软化。

（2）中药类软膏：当前中药软膏多由各单位自行配制，利用中医活血化瘀、软坚散结的原则，选用红花、桃仁、熟地、当归、川芎、赤芍、地龙、五倍子、蜈蚣、樟脑、冰片等药物配成软膏或冷霜，也有的在其中加入氧化锌。局部按摩时，涂此类药膏，既可增加润滑，防止损伤瘢痕皮肤，又有助于药效发挥，促进瘢痕软化。深 II 度创面愈合后即可涂此药，以防止干燥及破溃，并有利于关节活动，疗程通常为 3～6 个月。

355. 预防瘢痕增生的药物是不是涂抹越多越好？

目前临床上预防瘢痕增生的药物和材料较多，患者应根据医嘱选择 1～2 种适合自己的药品或材料，不要一味追求治疗效果，盲目使用各种预防瘢痕增生的药物。每种药品均有一定的预防瘢痕增生的作用，但存在明显个体差异，同时，几种药品之间可能存在配伍禁忌。另外，个体可能出现对某种药品过敏的反应，同时涂抹多种药物，往往难以分辨过敏是由哪种药品引起，而皮肤一旦出现过敏反应，都将停止涂抹一切药品，反而会影响瘢痕的治疗。

356. 瘢痕痛痒正常吗？

瘢痕在增生期出现痛痒是正常的。这是由于深 II 度或 III 度烧伤创面愈合后 1～3 个月瘢痕开始逐渐增厚，高出周围正常皮肤，质地变硬，充血逐渐加剧，呈鲜红色，此时，伴有疼痛、瘙痒、灼热和紧缩感都是正常的。

357. 瘢痕痛痒怎么办？

瘢痕痛痒采取以下措施可以缓解。

（1）压力疗法：创面愈合后就进行弹力加压，使局部充血减少，减轻痛痒。

（2）理疗：通过超声波治疗仪、音频电疗、石蜡疗法和旋涡浴等理疗的方法软化瘢痕，达到镇痛的效果。

（3）局部按摩。

（4）应用外用止痒镇痛药，如抑疤灵、喜疗妥、瘢痕霜等涂擦于局部，每日 3~4 次。

358. 瘢痕痛痒明显会转化成瘢痕癌吗？

不断增生的瘢痕疙瘩，会有明显的痛痒症状，随着瘢痕面积的扩大，痛痒感觉越来越严重。如果不采取治疗，最终导致瘢痕增长明显，由于挠抓会出现感染、溃烂等问题，反复破溃最终有可能导致瘢痕癌的发生。

359. 什么是瘢痕内注射？适用于哪些瘢痕？

将肾上腺皮质激素类药物注射至瘢痕内达到抑制瘢痕增生的方法，称为瘢痕内注射。适用于烧伤、创伤、手术切口或化脓性皮肤炎症愈后遗留的局限性增生性瘢痕或瘢痕疙瘩。

360. 瘢痕内注射的方法及注意事项是什么？

（1）瘢痕内注射的方法：①取 1ml 注射器或特制无针注射器；②吸取药物（醋酸去炎松 10~40mg 或安奈德 10~40mg 或康宁克通 A 40mg），加入等量 2% 普鲁卡因稀释；③用碘酒、酒精常规消毒瘢痕，垂直向瘢痕内注射；④注射间距为 0.5~1.0cm，每周 1 次，4~8 次为一疗程，停药后 2~3 个月，瘢痕增生有反复时可增加一疗程。

（2）注意事项：应确保将药物注入瘢痕组织内，如果注入皮下组织，会引起局部正常组织蜕变吸收，萎缩下陷。

361. 烧伤后功能锻炼应从何时开始？

病情稳定的情况下，功能锻炼越早越好，一般在烧伤后 10 天左右，局部水肿及疼痛明显减轻时即可开始；植皮部位在拆线后第 2 天开始。功能锻炼以主动锻炼为主、被动锻炼为辅，进行各关节的全方位运动。

362. 烧伤后功能锻炼的方法有哪些?

（1）体疗按摩：是被动活动的最主要措施，通过按摩推拿、牵拉等方法，使关节恢复一定的活动度，为主动活动创造条件。

（2）关节活动度训练：预防关节活动受限或对已发生的关节活动受限所采取的矫正技术。主要措施为夹板应用、变换体位、自我被动运动、手法矫正、器械矫正、活动度矫正训练等。

（3）肌力训练：针对疼痛、长期不活动及关节活动受限导致的肌力降低进行的训练，主要措施为肌肉功能再训练，辅助主动运动、抗阻力运动等。

（4）日常生活活动度训练：对患者进行吃饭、洗脸、梳头、化妆、脱衣等生活自理能力的训练。

（5）作业疗法：是利用各种材料、工具及器械进行有目的性和生产性的动作训练。

363. 手部烧伤术后如何进行功能锻炼?

手部烧伤后应在术后2周开始功能康复活动。手功能训练的目的是恢复掌指关节与各指间关节的主动运动。锻炼方法包括以下几种。

（1）功能位训练：先协助拇指与其余手指做对掌、对指、分指、握拳运动，而后大拇指做内收、外展运动。运动时间及运动量应逐渐增加，运动时间逐渐延长，运动量逐渐加大，可由每日3次、每次每指运动5~10次开始，逐渐扩大到每次运动几百次，甚至上千次。时间可由每次5分钟开始，逐渐延长到30~60分钟，各关节被动活动的范围以患者能够忍受为限。

（2）手法按摩：按摩力垂直于挛缩方向，呈螺旋形移动，新生的上皮较娇嫩，容易出现水疱、破溃。所以，按摩动作要轻柔，勤换部位，随着皮片的韧性增加，加大按摩力度。

（3）日常生活动作训练：拆线后即可训练患者手握勺吃饭，开始一周在勺柄上缠绷带，增加摩擦力。随着时间的推移，训练穿衣、系扣、穿鞋、系鞋带、剪指甲等，达到生活完全自理为止。

（4）器械训练：利用握力器或球体锻炼手指屈曲和握力，每日2~3次，早期每次5~10分钟。随着耐力的增加和皮片的韧性增加，可逐渐延长时间，锻炼的时间越长越好。

（5）作业疗法：根据患者的兴趣和自己的具体情况进行一些作品的制作，以锻炼患手的灵活度。可以从简单到复杂，早期让患者自己安排，鼓励其独立完成，实在无法完成时适当予以帮助。例如，进行书法、绘画、雕刻、编织等兴趣锻炼。

（6）技能训练：随着手部功能的逐渐恢复，就要有计划地安排与原职业相近的劳动技能训练。脑力劳动者可练习书写、使用算盘、计算机操作等，体力劳动者可以训练锯、刨、拧螺丝钉、钉木板、装卸推车等。

364. 腕部烧伤术后如何进行功能锻炼？

腕部烧伤常造成背屈障碍、内收外展障碍（外展障碍稍多），重者形成垂腕畸形，因此，应在手术后夹板固定1~2周，然后进行功能锻炼。

（1）督促患者进行屈伸、旋转等主动运动。

（2）操作者用按、摩、揉法松解手部与前臂皮肤，后期增加按压法、抖拉法以解除局部软组织粘连，纠正关节畸形。按压法的具体操作：操作者用左手拇指按压患者掌侧腕部中央，呈垂直方向用力，其余四指握住患者腕部尺侧；右手拇指放在患者手掌侧，其余四指放于患者手背侧，此时，操作者与患者两手虎口相对合，当操作者左手按压时，右手呈背屈位做有节律的背屈运动。此法可松解患者背侧皮肤，使腕关节复位。

（3）鼓励患者自己吃饭、穿衣，尽量达到功能完全恢复为止。

365. 肘关节烧伤术后如何进行功能锻炼？

肘关节植皮术后由于皮片挛缩可造成屈曲挛缩和伸展障碍。肘关节功能主要是伸屈运动，前臂有旋前、旋后功能。为了预防挛缩应做到以下几点。

（1）术后10天鼓励患者行肘关节轻微的屈伸及前臂旋前、旋后运动，局部用弹力套加压。

（2）夜晚用夹板固定肘部于伸直位。

（3）植皮区域完全愈合后开始局部按摩，先以按、揉、摩法软化局部皮肤，而后活动关节，进行屈、伸、旋前、旋后等运动。活动的范围以患者能够承受为限。

（4）鼓励患者进行主动活动，最基本方法包括：用手拉门把，手握门柄做前臂旋转动作，患肢提重物如沙袋或米袋以对抗屈曲挛缩，通过日常生活活动达到综合锻炼的目的。

366. 肩关节烧伤后如何进行功能锻炼?

（1）体位摆放：为了预防腋下创面粘连或瘢痕挛缩，肩关节需保持外展90°，必要时用塑料夹板做外展位固定。

（2）主动运动：只要病情允许，就要鼓励或协助患者做上肢外展、内收、伸展及环转活动。

（3）被动按摩：开始以按、摩、揉法软化局部皮肤，而后轻柔地活动关节，随着新生上皮的不断老化，逐渐加重按摩力量，并增加推、搬、抖、拉等手法，以加强肌力。禁忌暴力搬动。

（4）弹力套压迫：局部创面基本治愈，瘢痕未隆起前开始用弹力套压迫。

（5）器械锻炼：除每日按摩治疗外，利用肩关节活动器、肋木、拉力器等增大关节活动范围，增强肌力。

367. 口周烧伤后如何预防小口畸形?

（1）创面修复期以主动锻炼为主，方法包括：①做张口、闭口训练，每日数次；②鼓励患者多说话；③进食时，要选用比自己口周偏大的饭勺。

（2）创面愈合后增加被动锻炼，方法包括：①被动按摩局部。让患者取平卧位，操作者位于患者头顶部，双手掌固定下颌，双手拇指分别按压上唇或下唇区域数次后，示指放入口角内侧，拇指在外侧相同部位，固定妥善后向外牵拉，牵拉幅度要逐渐增大，并以患者能耐受为宜。同时，可让患者配合做张口和闭口动作以巩固疗效。②上唇或下唇植皮者拆线1周后，用示、中指按压植皮区边缘，数次后用拇指和示指做提起动作，程度以患者能耐受为宜。③应用开口器以防止口周挛缩，除进食及锻炼外应坚持24小时使用。

368. 面部烧伤后如何预防眼睑外翻?

由于眼睑具有活动性,且四周结构松弛,一旦烧伤后,无论自行愈合或植皮,均容易挛缩,因此,早期预防十分重要。预防的具体做法为:

(1) 早期开始进行睁眼和闭眼的运动训练,每日数次。嘱患者尽可能睁大和闭合眼睛。因双眼肿胀闭合不全的患者,应及时清除眼部分泌物,保持局部清洁,可用 0.25% 氯霉素眼药液点眼,每日 2 次,0.5% 四环素眼膏涂眼,每晚 1 次,并用无菌凡士林油纱掩盖双眼。

(2) 受伤局部或植皮区提起运动。具体方法:用拇指和示指轻轻提起上、下眼睑,以患者能耐受为宜,每日数次。

(3) 被动按摩上、下眼睑,按摩的方法为患者取平卧,操作者位于患者头部,分别按摩上、下眼睑,用左手固定按摩区,右手拇指按压,避免在一个部位长时间按压,按压程度以患者感觉适宜为好,一般每日 1 次,每次 20 分钟。

369. 面部烧伤后预防瘢痕增生的方法有哪些?

(1) 加压疗法:采用含有橡皮筋的纤维织物制作面罩,配戴加压。面罩一般在创面愈合或植皮拆线后配戴,内侧衬垫 1~2 层纱布,原则上实行 24 小时连续加压,每日除洗漱、按摩外,均应配戴。初戴时,个别人可有不适感,如头晕、呼吸稍感费力等症状,一周后会逐渐减轻。

(2) 皮肤康复护理:是将皮肤美容技术应用于预防面部烧伤后瘢痕增生的一种有效的方法。创面愈合早期或植皮区拆线 2 周后即可实施。

370. 面部烧伤后皮肤康复护理方法有哪些?

(1) 熏蒸:即用离子喷雾机内装适量蒸馏水后,接通电源,对准植皮区和愈合部位进行熏蒸;同时,可清除皮片边缘痂皮。熏蒸后用 75% 酒精纱布覆盖,以预防感染。熏蒸主要应用于创面愈合后早期,一般每日 2 次。

(2) 熏蒸按摩:通常熏蒸 2 次后,适当增加按摩手法和药物面膜。植皮区涂适量按摩膏,边缘或愈合部位加涂植物油后行环行按压,指腹与按摩区接触面应由小到大,力度由轻逐渐加重。每次按摩 20~30 分钟。

（3）中草药面膜：将购买的中草药面膜粉加数滴蜂蜜和适量的蒸馏水，调成糊状敷于植皮区保持 30～60 分钟（经熏蒸的面部 30 分钟，未熏蒸的面部 60 分钟），清水洗净后涂营养霜。隔日 1 次或每周 2 次。

371. 颈部植皮术后如何预防瘢痕挛缩？

（1）体位训练：颈部植皮拆线后，卧床时枕头垫在肩部水平，使头部后仰，颈部充分伸展。

（2）运动训练：主要是颈部提起训练，可在植皮拆线一周后，拇指和示指轻轻提起颈部植皮区边缘数次，减轻植皮区的紧缩感，同时鼓励患者进行头部后仰，左、右旋转运动，练习的幅度逐渐增大，以恢复最大程度的功能运动，每日数次。

（3）颈部按摩加压和支具使用方法如下。①按摩方法：患者取平卧位，操作者位于患者头顶部，按摩具体顺序可为"左—右—前"。左侧按摩即将患者的头放于左侧位，操作者右手放于下颌部起固定作用，用左手的小鱼际按摩植皮区边缘，由上至下数次；用同样的方法按摩右侧；颈前部按摩时将患者头置于后仰位，操作者左、右手互相重叠后放置下颌部，双前臂伸直，做向后拉和揉的动作，以充分松解植皮区，使颈部做最大程度的伸展运动。②加压疗法：取宽 15～20cm 的弹性织物，测颈部周长后剪下，缝成筒状后配戴，松紧度以患者能耐受为宜。③颈托：型号分大、中、小三种，选择大小适宜的颈托配戴。早期配戴时，因颈托质地偏硬，应在内层垫棉垫，配戴和取下时应由他人帮助，以防止配戴不当引起新生上皮破溃。配戴颈托后能使颈部保持伸展位置，特别是保持颌颈角的形态，对所植皮片施加均匀、适度的压力，以防止皮片下方与皮片周边生成增生性瘢痕，保证皮片平滑柔软，表面不起皱褶，所以，颈部植皮术后一定要配戴颈托。

372. 双下肢烧伤如何进行功能锻炼？

（1）主动锻炼：通过日常生活中各种动作达到锻炼的目的。①坐马桶：下肢烧伤的患者早期不能下蹲，可利用高座椅开洞放置便盆，伴随功能改善，可逐渐降低座椅高度，直至可以直接坐马桶或蹲便池。②行走：创面愈合后立即配戴弹力套，进行行走训练。训练的具体方法：a. 先坐在床边，双下肢下垂，每日 2 ~ 3 次，每次 10 ~ 20 分钟，这种训练的目的在于锻炼双下肢静脉回流功能，从而减轻局部充血、肿胀。b. 一周后可以下地，先练习站立，继而进行走路、弯腰转体、下蹲等活动。

（2）器具训练：借助简单的器具达到锻炼的目的。例如，蹬骑自行车或脚踏固定自行车，以锻炼下肢各关节功能。

（3）运用功能体位进行活动：①髋部前侧瘢痕，取俯卧位行牵拉活动；仰卧位做下肢外展活动，或下肢屈曲抱膝动作；站立位，做下肢后伸运动。②臀部瘢痕，仰卧位做下肢抬高运动；站立位做下蹲动作或抬高下肢，并用手压腿，以牵拉瘢痕。③膝后瘢痕，于伸直位使腘窝伸展，从而牵拉瘢痕；膝前瘢痕做屈膝活动。④足部瘢痕，仰卧位或坐位时进行足背伸、屈、外翻、内翻活动；站立位穿平底鞋，使足跟踩地。

（4）被动按摩：拆线后即可进行按摩，每日 1 ~ 2 次，每次 30 分钟。按摩手法是将按摩力垂直于肢体做螺旋形移动，按摩前局部可涂液状石蜡。早期按摩要轻柔，并勤换部位，随着皮片的韧性增加，加大按摩力度；按摩的同时进行各关节被动运动，活动的范围以患者能够承受为限。

373. 弹力套是如何制作的？

弹力套是加压治疗瘢痕的主要措施之一，具体的制作方法如下。

（1）原料：弹力敷料与尼龙搭扣。

（2）裁剪与缝合：将弹力敷料按使用部位剪裁成各种式样，以制成各种加压套。不同部位弹力套的制作方法不同，如四肢按肢体近远端周径大小不同，将弹力布剪成上宽下窄的梯形状，宽度一般按患者肢体周径所需宽度的五分之四裁剪，长度以实际测量尺码为准。额部弹力套长度测量方法为经额、顺耳郭后至头顶的实际测量尺码，宽度以创面大小为准裁剪。颈部弹力套长度测量方法为经额、顺耳郭前至头顶实际测量尺码的 2/3，宽度一般都为 7cm 裁剪。臀部弹力套，臀部的长度以腹围的 4/5 为准，宽度以实际测量尺码为准，大腿部分按照四肢方法裁剪，而后拼缝成"品"字形，边缘缝以尼龙搭扣即可应用。

374. 弹力套的使用原则是什么？

弹力套的使用原则为一早、二紧、三持久。早，是在创面一旦愈合、瘢痕未隆起之前即开始加压；紧，是指在不影响肢体远端血运的情况下越紧越好；持久，为 24 小时连续加压，除洗澡、涂药、按摩外不要解开，坚持半年至一年。

375. 弹力套使用时注意什么?

（1）初愈的创面皮肤较嫩，内层需敷 1～2 层纱布保护创面，铺平后用弹力套加压。

（2）要昼夜持续配戴以保证加压效果。

（3）保证加压部位受力均匀，故对体表凹陷部位需用聚乙烯树脂海绵、硅酮胶泡沫或纱布垫等软垫或硅酮硬垫、硅酮弹性垫等垫平。

（4）配戴肢体弹力套时应从远端开始。

376. 什么是皮肤康复护理?

皮肤康复护理是将美容技术和按摩手法应用于烧伤愈合后皮肤的护理，是一种新开展、行之有效地预防瘢痕、色素沉着和软化瘢痕的方法。工作原理是采用中草药离子喷雾机产生热气进行熏蒸和配合不同手法按摩，促进愈合区血液循环，减轻水肿，便于中药有效成分吸收，使纤维结缔组织成熟软化，从而减轻皮片皱缩、色素沉着。

377. 烧伤后哪些创面愈合后需要皮肤护理?

（1）浅Ⅱ度创面愈合后，预防及消除色素沉着。

（2）深Ⅱ度创面愈合后，预防瘢痕增生。

（3）烧伤后增生性瘢痕，促进瘢痕软化。

（4）植皮术后，防止皮片挛缩，促进皮片软化，预防瘢痕增生。

378. 烧伤后皮肤康复护理的方法有哪些?

烧伤、烫伤及创伤创面愈合后，可能出现不同程度或不同类型的瘢痕或色素沉着，直接影响患者的容貌。愈合后尽早进行皮肤护理，可减轻烧伤后遗症，促进瘢痕的软化及皮肤色泽的恢复。皮肤康复护理的方法包括：

（1）对于浅Ⅱ度烧伤后皮肤色素沉着，可采用以下步骤行康复护理。

①洁面；②按摩（用普通按摩膏），时间 15 分钟左右；③涂祛斑中药面膜，待 30 分钟或干后洗净，涂收缩水、护肤露；④隔日 1 次。

（2）深Ⅱ度烧伤后为预防瘢痕增生，可用预防瘢痕的药代替按摩膏进行按摩，其余步骤同上。

379. 皮肤康复护理有哪些注意事项？

（1）烧伤后皮肤护理时间越早，疗效越好，一般创面愈合后即应开始。10 次为一疗程。治疗早，1~2 个疗程可痊愈，治疗晚或病变重，需时间较长。

（2）防止烫伤。离子喷雾机勿与皮肤距离太近，以防止产生新的烫伤。

（3）防止损伤新生皮肤。早期愈合的皮肤，按摩时应轻柔，同时离子喷雾时间不宜太长，以防止损伤皮肤。若出现小水疱或创面时需暂停，保持创面干燥。

380. 若烧伤后出现畸形，整形手术治疗的最佳时机是什么时候？

（1）整形手术应在瘢痕稳定，即瘢痕组织充血消退、色泽变淡、质地变软、基底松动、痛痒减轻之后进行，一般为烧伤愈合一年到一年半后进行手术。

（2）对于特殊部位应提早进行手术治疗，如眼睑外翻应及时矫正，以防止角膜暴露损伤；手指关节挛缩应提前手术，以防止发生关节僵硬或半脱位畸形；口周瘢痕造成小口畸形应尽早行口角开大手术，以方便进食；婴幼儿瘢痕挛缩宜尽早松解，以防止限制生长发育。

烧伤患者心理护理

381. 烧伤患者存在哪些心理问题?

（1）意外伤害引起的震惊。

（2）不敢和不愿相信事实。

（3）认识到残疾不可避免时而产生的愤怒。

（4）消极悲观、痛不欲生的悲痛。

（5）烧伤后缺乏面对现实鼓起重新生活的勇气。

382. 烧伤患者存在心理问题的临床表现有哪些?

患者烧伤后通常可出现恐惧行为、社会能力紊乱、睡眠形态改变、警觉、记忆和情绪的改变，容易出现躯体不适、抑郁、焦虑、恐惧、烦躁等症状；患者通常把自己受伤怪罪于他人或过分自责，也会对家人或医务人员产生敌对情绪。

383. 烧伤患者心理如何分期?

（1）烧伤早期阶段：刚入院时难以接受现实，恐惧紧张，急于探清自己的病情。

（2）病程中阶段：表现为焦虑不安、烦躁、悲观、消极等，男性患者多表现为急躁、易怒；女性患者则多为抑郁、哭泣。

（3）烧伤恢复期：此期心理压力尤为严重，尤其担心因容貌和形体的改变而影响生活、工作和社交，对未来前途忧心忡忡，特别是面容毁坏、皮肤色素沉着、瘢痕增生、功能障碍的患者，表现敏感、脆弱、缺乏自信，产生自卑感和严重的思想负担，社交能力和生活质量严重下降。

384. 如何对烧伤患者进行心理干预?

可以通过辅助心理疏导和专业心理治疗两种方法进行心理干预。常用的辅助心理疏导方法:医护人员和家人与患者交流;患友之间互相沟通;或者鼓励患者看电视、报纸等,帮助其分散注意力。

常用的专业心理治疗方法:支持性心理治疗、认知治疗、行为治疗、家庭治疗、音乐治疗等。

(1)支持性心理治疗:通过疏导、解释、支持、鼓励、指导等方式帮助患者摆脱阴影。

(2)认知治疗:分为理性情绪治疗、自我指导训练、问题解决疗法及 Beck 认知治疗等。

(3)行为治疗:通过交互抑制法、系统脱敏疗法、阳性强化方法等对患者进行心理干预。

(4)家庭治疗:加强或重建患者支持系统,改善患者生活环境的心理条件。

(5)音乐疗法:通过音乐吸引患者的注意力,使患者注意力由疼痛及焦虑转移到音乐上来,诱发放松反应。

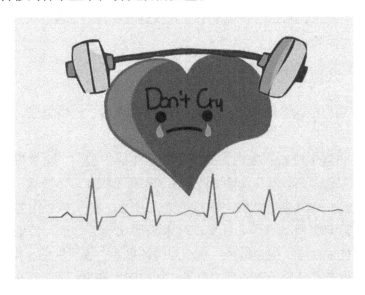

385. 心理护理对烧伤患者康复的重要性有哪些?

心理护理可以逐渐消除患者的恐惧、担忧和疑虑,帮助其树立信心,配合康复治疗和功能锻炼,保持良好的精神状态,有利于早日回归家庭和社会。

386. 烧伤患者的心理状态与烧伤程度有哪些相关性?

(1)配合治疗方面:对于受伤面积小、烧伤程度轻的患者,都会采取积极主动的态度配合治疗,并且能够接受现实,心理压力小。随着治疗效果日渐显著,心里的担忧会逐渐消失。

(2)恐惧心理方面:对于病情较重的烧伤患者,由于突如其来的灾难,使患者在烧伤后较长时间内存在紧张、恐惧、不知所措等心理反应,出现怕光、怕电、怕孤单、怕痛、怕失去生命、怕痛苦等应激反应,在治疗过程中产生不良情绪,对治疗护理要求高。

(3)绝望心理方面:由于烧伤面积大,病情重,治疗过程复杂,早期创面疼痛难忍,自主活动受限,耐受性差的患者容易产生痛苦、绝望心理,不能积极配合治疗和护理。

(4)焦虑依赖心理方面:患者经过前期的治疗和护理,病情得到控制,度过生命的危险期和痛苦期,但此时又担心容貌被毁、瘢痕形成和肢体残疾等;在病情稳定后,对通过自己努力能做到的事情也不愿意去做。

(5)自卑心理方面:随着烧伤创面的愈合,轻者可出现色素沉着;重者形成瘢痕和影响功能,对工作、生活、社交都会产生严重影响;特别是爱美的女性,思想压力更大,不愿与人交往,会出现抑郁情绪;严重者还会产生自杀心理。

387. 评定烧伤患者心理问题常用的量表有哪些?

常用的有抑郁自评量表、焦虑自评量表、精神症状自评量表、生活质量自评量表、社会支持量表等。

388. 烧伤患者心理干预、治疗中的隐患有哪些？如何观察及预防？

临床上常以药物治疗为心理治疗的主要方法。通过药物改善烧伤患者的抑郁、焦虑状态，但此类药物的不足之处是不良反应较大，可以引起嗜睡，大剂量时抑制呼吸、循环功能，特别是重症烧伤的早期，极容易引起病情不稳定，且容易出现停药反弹现象。临床上，医护人员应随时评估患者情绪，邀请心理医生定期对患者进行心理评估，发现患者情绪及精神异常，及时报告医生予以处理。

389. 治疗环境对烧伤患者心理影响的相关性是什么？如何营造良好的治疗环境？

患者烧伤后，会出现心情烦躁、不愿与人交流等心理问题，如果环境嘈杂，将会使患者产生更加严重的负面情绪，所以，安静、舒适的治疗环境会使患者情绪稳定、配合治疗。护士需要合理安排床位，成人与儿童分开，保持病房的安静，禁止大声喧哗，严格控制作息时间，操作轻柔，集中治疗护理，开、关门轻，减少不必要的噪声。

390. 烧伤后常用哪些心理护理手段？

（1）建立良好的护患关系，稳定患者和家属的情绪，主动、热情地对患者提出的问题做好解释，争取患者及其家属的配合。

（2）在护理中根据不同的烧伤原因、患者年龄、职业等情况的特殊性，采取不同的护理方法，帮助患者增强信心，达到早日康复的目的。

391. 与大面积烧伤患者家属沟通时存在哪些问题？

大面积烧伤患者病情危重、医疗费用高，家属的情绪复杂，容易激动、紧张、焦躁，尤其在限制探视的病房，家属还会对护士产生一种不信任感，沟通过程中会产生一些阻碍，影响沟通的效果，在家属情绪极度不稳定的情况下，可导致沟通不能正常进行。

392. 烧伤患者家属在烧伤治疗中有哪些角色影响?

大面积烧伤患者家属在烧伤治疗中首先是决策者，患者在整个治疗过程中均需要其同意和授权；同时更是患者坚强的后盾和精神支柱，救治患者所需经济、物质、心理支持，均由家属承担；而家属还承担患者住院期间的后勤保障工作，替患者完成或部分完成社会责任的工作。患者家属的角色多样性，提示临床工作中应重视大面积烧伤患者家属的身心健康。

393. 如何与危重烧伤患者家属进行有效沟通?

要取得患者家属的信任，保证沟通的有效性，建立良好的关系，善于倾听家属的主诉，态度和蔼，对提出的问题耐心解答，但涉及医疗和患者病情转归等问题需要咨询医生，不可擅自推断患者的治疗方案和预后。

394. 如何与小儿烧伤患者家属进行有效沟通?

小儿烧伤后，家属的焦虑情绪严重，家庭成员都想参与，给医护人员的沟通带来困难，所以，在与患儿家属沟通时应该选择合适的时机和沟通内容。患儿入院时，待初步的医疗护理操作完毕、家属情绪稳定后，有针对性地进行宣教和病情介绍，讲解住院过程中的配合和相关检查治疗，使患儿家属心中有数，取得信任和配合；在住院过程中，需要多询问、多理解、多倾听，保持沟通的有效性。

395. 烧伤患者家属在患者治疗期间可能存在哪些心理变化?

在患者受伤早期，家属会出现焦虑、后悔、自责等心理反应。随着治疗的进行，治疗效果明显，患者病情转归，家属会出现喜悦、期待的心理。治疗结束，根据患者治疗的效果，家属会产生不同的心理，小面积的轻度烧伤患者家属会表现出满意、兴奋；大面积烧伤出现瘢痕或身体功能障碍的患者，家属会表现出担心和无助。

396. 如何做好烧伤患者家属的心理护理?

首先，要建立良好的关系，取得家属的信任，根据患者的实际病情和家属的职业、年龄等采取个性化的心理指导。其次，给予家属鼓励和安慰，适当地劝解和疏导，运用专业知识帮助家属克服焦虑不安的情绪，做到有效沟通，减轻家属的心理压力。

397. 小儿烧伤后有哪些常见心理问题？

小儿烧伤后常见的心理问题包括：对陌生环境和医护人员的恐惧，失去家庭熟悉环境的胆怯、烦躁不安，安全感出现缺失；对治疗护理的紧张，频繁更换陌生面孔带来的混乱，缺少归属感。

398. 如何对烧伤患儿实施心理护理？

（1）与患儿建立良好的信任关系，缓解其紧张情绪。

（2）根据不同年龄特点，采取针对性的心理护理方式。

（3）保持环境安静，减少不良情绪刺激。

（4）避免在患儿面前谈论病情，避免对患儿有过多的限制，以说服、劝导为主，不能强行控制、消除紧张的心理。

（5）在治疗护理中尽可能分散患儿的注意力，动作要轻柔，让患儿有安全感。

（6）对配合治疗的患儿应经常给予鼓励、热情耐心，使他们感到温暖和高兴。

烧伤患者的健康教育

399. 烧伤患者的健康教育包括哪些内容?

（1）入院宣教：创面的保护、探视时间、陪护管理、病房环境、物品准备、订餐制度、主治医师和责任护士。

（2）住院宣教：饮食宣教、体位摆放、主要的护理和治疗、各项检查、手术前后宣教、感染的预防、心理指导等。

（3）出院宣教：康复指导、防治瘢痕药物的使用、弹力套的配戴要求、复查时间、复印病历等。

400. 急诊住院患者健康教育包括哪些内容?

对于急诊住院患者，护士应积极接诊，安排好床位，提供必要的帮助和急救护理，稳定好患者及其家属的情绪，初步进行简单的宣教，包括询问病史、探视制度、陪护制度、订餐制度和住院期间的注意事项，待病情和情绪平稳后，再进行常规详细的宣教。选择好合适的时机，以免影响宣教效果。

401. 烧伤患者住院如何安排宣教时机?

患者住院时要根据具体情况选择合适的宣教时机，如果是小儿烧伤，先由医生将家长急于了解的病情讲解清楚，安置好床位后，再进行宣教；如果是成人烧伤，应将患者的创面处理完毕、情绪稳定后，再进行住院宣教，切不可在患者焦急等待创面处置和急于了解病情之前进行宣教，既影响宣教效果，又容易引发矛盾。

402. 烧伤手术前，健康教育有哪些内容?

手术前一天，护士应向患者讲解手术的时间、手术名称和部位、麻醉方式；饮食要求，禁食水时间；患者的卫生清洁、肠道准备、皮肤准备；安排好陪护人员，讲解手术前一晚良好睡眠的重要性，询问手术签字情况；术后注意事项，包括术后卧位练习及术后并发症预防的措施等。

手术当日，护士应询问患者有无感冒、咳嗽，告知患者取下义齿、首饰等，去往手术室前排空膀胱等。

403. 如何检查各项宣教效果？

宣教完成一定时间内，应该对效果进行追踪评价。对于住院患者，可通过询问患者对宣教内容的知晓和掌握情况、对疾病的认识程度、遵医行为的改善等进行效果评价；对于出院患者，可通过电话随访和家庭访视进行效果评价。

404. 烧伤康复期，健康教育包括哪些内容？

康复期的健康宣教包括皮肤康复宣教、功能康复宣教和心理康复宣教。在创面初愈后，即示范和指导患者进行皮肤护理和功能锻炼，以恢复其功能。早期可用温水浸泡，鼓励患者做主动活动和适当被动活动；指导弹力套的配戴方法、时间和注意事项，面部指导其使用药物面膜辅助治疗；随着患者康复锻炼的进行，精细化的指导随之跟进，如手指功能的锻炼、教会其具体功能锻炼方法；评估患者对愈后的心理接受程度，指导其调动自身和社会支持资源，以帮助患者最大限度地全面恢复，提高日后生活质量。

405. 烧伤出院患者家庭护理有哪些注意事项？

烧伤患者出院后，由医院回归家庭或工作岗位，缺少在医院的专业指导，应该注意以下事项。康复初期，新生上皮薄嫩，皮肤抵抗力低，需要保持皮肤清洁，避免搔抓或摩擦；暴露部位避免日光照射，减少皮肤色素沉着；皮肤修复期间，患者会出现瘙痒，可以使用瘢痕止痒药物得到有效控制；功能部位烧伤的患者，需要长期坚持功能位的锻炼，防止畸形和失用综合征；对瘢痕增生和挛缩畸形严重影响功能和容貌的患者，可择期进行整形手术。

406. 如何指导烧伤患者家属配合康复工作？

首先，患者家属对医疗护理工作应做到足够的信任，加强与医护人员的沟通交流，有疑问及时提出，共同探讨，对治疗康复方案应积极配合。其次，患者烧伤后如果遗留瘢痕，心理压力会更大，家属应做好患者的心理疏导和生活照顾，给予足够的支持，帮助患者树立战胜疾病的信心。

第二部分

冻伤护理

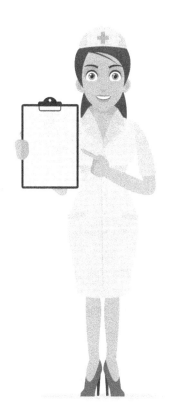

407. 什么是冻伤？冻伤好发于哪些部位？如何分类？

冻伤是由于人体处于低温环境中导致组织冻结而引起的组织损伤，是寒区冬季常见病。冻伤好发于足、手、耳、鼻等循环末梢部位。战时以双足冻伤，特别是足趾冻伤多见。平时双耳冻伤多见。

其分类有两种方法：一种按损伤范围进行分类，可分为全身性损伤和局部性损伤。全身性损伤包括冻僵和冻亡，局部性损伤包括局部冻伤、冻疮、战壕足和浸泡足。另一种按损伤的性质进行分类，可分为冻结性损伤和非冻结性损伤，冻结性损伤是指机体短时间暴露或接触极低温度或长时间暴露于0℃以下的低温而引起的组织损伤，包括局部冻伤和冻僵。非冻结性损伤是指机体长时间处于0~10℃的低温潮湿环境中造成的组织损伤，包括冻疮、战壕足和浸泡足。临床多按损伤性质进行分类。

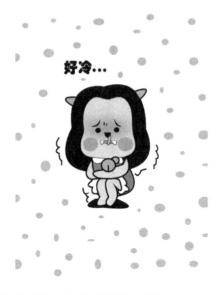

408. 什么是战壕足？什么是浸泡足？

战壕足是指双足较长时间在潮湿的环境中穿着湿冷的鞋袜而引起的冻伤，因在第一次世界大战陆军战壕中发现而得名。浸泡足是指双足长时间浸渍于0℃以上冷水中引起的冻伤。最早于第二次世界大战中在公海上长时间乘坐救生艇的人员中发现。战壕足和浸泡足战时多见，而平时较少见，偶见于意外情况。

409. 为什么冻伤会引起组织损伤或坏死?

冻伤引起组织损伤或坏死主要是两个方面原因, 一方面, 低温对组织细胞的直接损伤和细胞代谢的改变。低温作用于机体, 导致机体组织冻结, 细胞外液水分形成的冰晶, 改变了细胞内外的渗透压, 导致细胞膜的通透性增加, 细胞内外电解质浓度改变。持续低温作用, 则可引起细胞内脱水, 细胞膜破裂, 细胞蛋白变性, 代谢障碍, 最终组织损伤坏死。另一方面, 低温对血管的损伤导致循环障碍。低温作用于血管, 造成血管内皮细胞的脱落和血管壁的破坏, 引起血小板和血细胞的大量聚集, 血栓形成, 循环障碍, 进而导致组织坏死。

410. 冻伤是如何分度的? 其组织学改变及愈后如何?

根据低温对组织的损伤程度、损伤反应的轻重, 临床上通常将冻伤分为四度。

I度冻伤: 损伤只局限于表皮。一般于伤后 7 天内自行愈合, 愈合后有表皮脱屑, 偶有冻伤部位遗留出汗多或冷感, 可持续数天或数月。

II度冻伤: 损伤达真皮层, 但生发层尚存在。如无感染则 14 天内自愈, 愈合后不遗留瘢痕, 但局部易出汗或遇冷有刺痛感。

III度冻伤: 损伤达皮下组织, 包括表皮和真皮全层皮肤损伤。一般不能自愈, 多需切痂植皮手术治疗。愈合后遗留瘢痕和功能障碍。

IV度冻伤: 损伤除皮肤、皮下组织外, 深达肌肉和骨骼。冻伤后如不积极处理, 常可危及生命, 应在坏死组织分界明确后行清创术或截肢手术。一般治愈过程需 3~6 个月, 愈合后留有残疾。

411. 冻伤的程度与温度和作用时间的关系如何?

一般来说, 冻伤的严重程度与低温强度和作用时间成正比关系。温度越低, 作用时间越长, 冻伤越严重。但有时低温程度不严重 ($-10 \sim 10℃$), 肢体暴露时间过长, 或持续时间虽不长而温度过低 ($< -30℃$), 均能引起严重冻伤。例如, 人体局部接触制冷剂, 会在瞬间引起局部温度骤降, 造成严重冻伤。

412. 引起冻伤的环境因素有哪些?

（1）低温：是引起冻伤的直接因素，当环境温度过低，导致人体局部组织温度降至冰点以下，即可发生冻伤。

（2）潮湿：水的导热性是空气的 20 倍，环境空气干燥，机体热量散失慢，不易引起冻伤；反之，空气湿度大，机体散热快，容易引起冻伤。

（3）风速：通常人体皮肤与衣服之间的空气层是相对静止的，空气层起到良好的保温作用，风导致空气流动加速，破坏保温层，加速热的对流和丧失，导致环境温度的降低，从而促进人体热量散失。风速越大，机体热量丧失越快，越容易引起冻伤。

413. 引起冻伤的个体因素有哪些?

（1）局部血液循环障碍：肢体活动少，静止不动或局部受压迫，可以导致局部血液循环障碍，血流量减少，产热量也相应减少，无法保持局部温度，最终造成冻伤。

（2）饥饿：在低温环境中，人体的新陈代谢加速，对营养物质的需求加大，机体如果处于饥饿状态，就会导致产热量下降，御寒能力降低，容易引起冻伤。

（3）醉酒或精神不正常：醉酒和精神不正常，常常使人体失去自我保护能力，过长时间暴露于寒冷空气中，是寒区引起严重冻伤的常见原因之一。

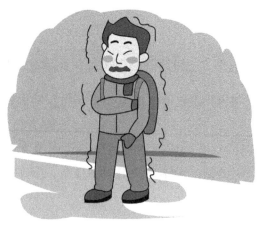

（4）全身抵抗力降低：疲劳、睡眠不足、精神紧张、创伤等均可导致机体抵抗力下降，御寒能力也随之降低，在低温环境中容易引起冻伤。

（5）着衣不当：穿衣单薄或衣服过紧，人体体表与衣服之间缺乏保温层，在低温环境中，机体热量散失快，容易引起冻伤。

414. 冻伤的发展过程分为哪几个阶段？

冻伤的发展过程通常可分为3个阶段。

（1）生理调节阶段：为冻结前反应期，即从机体遭到低温侵袭到组织冻结的这段时间。

（2）组织冻结阶段：组织温度降到生物冰点以下发生冻结，引起机体一系列病理生理变化的过程。冻结的过程分为快速冻结和慢速冻结，快速冻结即直接接触冷金属或制冷剂极短时间内发生的组织冻结；慢速冻结指长时间暴露于冷空气中造成的组织冻结。

（3）复温融化阶段：是指组织复温融化后，发生炎症反应及修复或坏死的阶段。复温过程分为快速复温和慢速复温。

415. 在冻伤初期机体会有哪些变化？

正常情况下，机体产热与散热之间保持着动态平衡，维持体温相对恒定。在冻伤初期，机体变化主要是产热增加而散热减少。当低温侵袭时，机体主要依靠体温调节中枢来调节体温，产热增加是通过增加肌张力和代谢来完成的；散热减少是通过皮肤血管的收缩与舒张交替来完成的，皮肤遇冷血管反射性收缩，使局部血流减少，皮肤温度降低，缩小皮肤温度与环境温度的温差，从而使散热减少，皮肤温度降到一定程度，由于局部轴突反射引起血管舒张，血流增加，皮肤温暖，加大皮肤温度与环境温度的温差，散热增加，皮肤血管再次收缩，皮肤血管收缩、舒张交替，最终导致血管功能衰竭，血液循环障碍，发生组织冻伤。

416. 组织冻伤后有哪些病理改变？

局部组织温度降至生物冰点（-3.6～-2.5℃）以下，即发生组织冻结。因冻结速度不同，机体病理变化也有所不同。快速冻结病理改变为细胞内外同时形成冰晶体，而慢速冻结病理改变为细胞外液先形成冰晶核，随着水分的不断凝结，冰晶体不断扩展，造成细胞损伤，同时由于细胞外冰晶体的形成，细胞外溶质浓度增加，细胞内水分外溢，导致细胞内脱水，细胞通透性改变，最终导致细胞膜破裂，造成严重细胞损伤。

417. 冻伤组织融化后有哪些病理变化？

冻伤组织融化后，主要病理变化为血液循环障碍、炎症反应和组织代谢紊乱。

（1）血液循环障碍：①血管壁损伤和血栓形成。冻伤组织融化后局部血管高度扩张，造成血管壁损伤，即内膜肿胀，内皮细胞损伤，内弹力板不规则地断裂，导致血流减慢，红细胞及血小板聚集，血栓形成。②血液黏度增加。③凝血倾向增强。

（2）炎症反应：冻伤组织融化后局部出现红、肿、热、痛。

（3）组织代谢紊乱：冻伤组织融化后组织氧利用减少，肌肉糖原含量减少，琥珀酸脱氢酶活性减弱。

418. 冻伤组织愈合转归如何？

冻伤组织愈合转归与冻伤程度密切相关。冻伤轻的组织，随血液循环和代谢紊乱的恢复而得以修复；冻伤重的组织则发生坏死。皮肤冻伤由初期融化红肿转为苍白，大量渗出，组织水肿消退直至干燥，形成痂皮。干性坏死，坏死组织脱落，形成溃疡和残端创面。

419. 冻伤的临床表现有哪些？

Ⅰ度冻伤：呈现红斑样改变，冻伤局部充血及水肿，皮肤呈红色或紫红色，复温后皮肤热而干燥、刺痒感、麻木感，消肿后皮肤无明显变化。

Ⅱ度冻伤：冻伤局部形成水疱，疱液澄清、淡黄色，疱皮破损后可见基底红润。水疱可不处理，2～3 天吸收自愈。水疱周围组织充血、水肿，疼痛感明显。

Ⅲ度冻伤：冻伤部位形成壁厚的水疱，疱液为鲜红色或咖啡色，水疱基底为灰白色，水肿严重，有渗出。皮肤呈紫红色或青紫色，皮肤温度较低，触之冰凉，患者疼痛难忍。

Ⅳ度冻伤：皮肤呈蓝紫色或青灰色，无水疱或出现少量小的血性水疱，呈暗红色，水疱基底为灰白色或污秽灰色。局部组织温度低，触之冰冷感，无痛觉和触觉。一般冻后 2~6 周出现组织变黑、干燥，呈干性坏死。如果合并感染则组织腐烂，有恶臭味，呈湿性坏死，甚至出现气性坏疽危及生命。

420. 如何早期判断冻伤程度？

早期判断冻伤程度便于及时、有效、正确地实施治疗，但是组织冻结期间很难判断冻伤程度，一般在冻结组织融化后 48~72 小时，方可判断冻伤程度。I度冻伤没有水疱，只有局部红、肿、刺痛、麻木感。II度冻伤有水疱，水疱液为浆液性、淡黄色、澄清。III度冻伤水疱小，疱液为血性，全层皮肤坏死。IV度冻伤除全层皮肤坏死外，还有皮下组织、肌肉坏死，其判断需借助一些特殊检查来完成。IV度冻伤的检查方法有放射性同位素[133]氙、血管造影术、红外热图像分析法、[99m]锝-过锝酸盐三相骨扫描，以上方法可早期测定冻伤部位血流情况，判断坏死组织分界线，确定冻伤程度。

421. 冻伤后如何进行现场急救？

（1）迅速脱离冻伤环境，将患者移到温暖场所，温度以 20~25℃ 为宜，并迅速脱去寒冷、潮湿或紧缩的衣袜。

（2）转移过程中注意保暖，用毛毯、棉被保护冻伤部位，防止再次冻伤。

（3）对于全身症状重或合并外伤的患者，应实施对症抢救措施。

（4）进行快速复温。将患者冻伤部位浸入 40~42℃ 温水中 30~60 分钟，不能浸泡的部位则用温水持续淋浴或湿敷。没有温水复温条件时，可立即将冻伤部位放入他人胸腹部或腋下，使其尽快复温。

（5）补充热量。静脉滴注葡萄糖或口服热奶、豆浆等饮料。

（6）有条件者可静脉输注低分子右旋糖酐。

（7）对于疼痛剧烈的患者，可给予镇痛药。

（8）注射破伤风抗毒素或气性坏疽血清。

（9）患者情况稳定，可考虑转送医院进行专科治疗。

422. 转送冻伤患者应注意什么？

（1）全身情况差，有休克表现的患者严禁转送，应就地纠正休克，待病情平稳后方可转送，以免危及生命。

（2）转送前应将冻伤部位包扎，严禁暴露，防止转送途中创面污染。

（3）选择适宜的运输工具，应具有防寒保暖设备，避免颠簸。

423. 民间流行冻伤后用冷水泡、火烤或雪搓等方法复温，这种方法科学吗？

冻伤后用冷水泡、火烤或雪搓等方法复温是民间流行的复温方法，此类方法复温需要时间长、速度慢，而组织在慢速融化过程中，重新形成冰晶体，并且互相凝聚扩大，会加重对细胞的损伤。同时，慢速融化时，细胞外液的冰晶体首先融化，造成细胞内外浓度差，导致大量水分流向细胞内，引起细胞肿胀、破裂，加重组织损伤，因此，冻伤后用冷水泡、火烤或雪搓的复温方法是不科学的，因而是不可取的。日本吉村寿人对应用冰、雪、冷水浸泡复温进行追踪观察的48例冻伤患者，结果69%的患者需要做截肢术。据文献报道统计，45例重度冻伤患者，44例采用冷水泡或炉火烤或用雪搓或雪搓后再冷水浸泡，结果19例被截肢，21例被截指（趾），其余4例也留下了不同程度的功能障碍。

424. 应用温水浸泡时护理上应注意什么？

温水浸泡复温是快速复温的方法之一，是急救成功的关键。护理上应注意：

（1）水温从 34～35℃ 开始，5～10 分钟后提高至 40～42℃，密切观察患者的生命体征，有异常情况及时报告医生，对症处理。

（2）水的温度不可过高，以 40～42℃ 为宜，以免在血液循环不足的情况下，增加局部代谢，造成更多的损伤。

（3）浸泡时间不宜过长，以 15～30 分钟为宜，不能超过 60 分钟，浸泡时间过长可增加组织损伤和坏死，减少组织存活率。

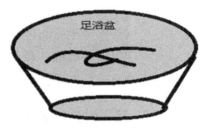

（4）局部冻伤患者，当体温接近正常或肢体甲床潮红有温感时即可停止浸泡；全身冻僵患者，一般肛温恢复到32℃即可停止。

（5）浸泡过程中可对冻伤部位进行轻柔按摩，但注意勿将皮肤磨破，以免增加感染机会。

（6）水变温后应用毛巾将皮肤拭干，用毛毯、棉被等包裹保暖。

425. 冻伤的治疗方法有哪些？

轻度冻伤的治疗方法有以下两种。

（1）外涂药物：常用的有 741 冻伤膏（0.1% 呋喃西林霜）、硫酸新霉素霜、5% 磺胺嘧啶锌霜等，一般每日 2 次。

（2）水疱的处理：直径 < 1cm 的水疱可自行吸收；直径 > 1cm 的水疱，需在无菌条件下，用注射器将疱液抽出或低位引流，但应保持疱皮完整，切忌将疱皮撕破，露出基底。

重度冻伤的治疗方法是综合疗法，有以下几种。

（1）温水快速复温。

（2）温浸疗法：复温后将冻伤部位浸入 40℃ 的消毒液中，每日 1～2 次，每次 20～30 分钟，连续 7～10 天。常用的消毒液有 0.1% 氯己定、洗必泰、新洁尔灭、呋喃西林、杜必芬液。

（3）静脉滴注改善血液循环的药物：常用低分子右旋糖酐。

（4）局部外用冻伤膏：常用药物同轻度冻伤用药。

（5）创面处置：及早清创，用生理盐水或 0.1% 新洁尔灭反复清洗创面后覆盖碘伏纱布。

（6）手术处理：根据情况行植皮、皮瓣转移术，必要时行截肢、截指（趾）术。

（7）其他方法：营养支持、理疗、封闭疗法、镇痛镇静、抗凝疗法等。

426. 静脉输入低分子右旋糖酐时护理上应注意什么？

静脉输入低分子右旋糖酐是早期治疗重度冻伤的重要措施之一，护理上应注意以下几个方面。

（1）应用越早越好。冻伤后应立即使用，伤后前 3 天应用效果较好。

（2）静脉输入速度要慢。因为低分子右旋糖酐分子量小，排出快，因而以每分钟 1～2ml 或 20～40 滴为宜。

（3）每日用量 500～1000ml，连续应用 7～10 天。

（4）密切观察用药后反应，如出现发热、荨麻疹、血压下降、呼吸困难等不良反应，应立即停药，报告医生，对症处理。

（5）注意尿量。尿量少时可考虑建立两个静脉通路，一条通路输入右旋糖酐；另一条通路保证其他液体输入。

427. 冻伤的手术原则是什么?

针对重度冻伤和轻度冻伤常常混合存在、常常组织坏死早期界限不清、冻伤组织经治疗后可以部分恢复的特点，冻伤手术的原则为：①对于坏死组织的切除或截肢应尽可能晚期实施；②手术采用分期切除法，尽可能保留有生机的组织；③对于合并气性坏疽或创面继发感染的患者应早期实施手术。

428. 冻伤后常见的手术方法有哪些? 适用于哪些患者?

（1）清创植皮术：早期剪掉已剥离的水疱皮和清除坏死组织，并植皮尽早封闭创面。适用于Ⅱ度、Ⅲ度冻伤且局部皮肤未发生严重感染，但深部组织已液化坏死的患者。

（2）筋膜切开减张引流术：将筋膜切开，便于减轻冻伤局部组织压力和局部引流。适用于四肢重度冻伤患者。

（3）截肢术：适用于重度肢体冻伤合并气性坏疽、创面脓毒症、严重中毒的患者。

（4）皮瓣转移术：适用于截肢术后及功能部位的Ⅳ度冻伤患者。

429. 冻伤植皮术前应做哪些准备?

（1）创面的准备：①应用药物溶解冻伤痂皮便于坏死组织脱掉，常用药物有银锌霜、康惠尔等；②每日用生理盐水或0.1%新洁尔灭冲洗溶解的坏死组织；③水肿的创面应用3%氯化钠液湿敷；④合并感染的创面，可根据创面培养及药敏试验选择适当的抗生素；⑤肉芽创面需用剪刀将肉芽修剪平整或刮平肉芽。

（2）供皮区的准备：手术前一日清洗干净，并剃除毛发。

（3）全身准备：①营养支持；②全身清洁，重点是创面周围的皮肤；③动脉内注射血管活性物质，如乙酰胆碱、烟醇、利血平，可以阻断交感神经，解除冻伤区周围血管痉挛，促进坏死组织分界线形成。

430. 冻伤植皮术后应如何护理?

（1）患肢术区抬高，一般平行或稍高于心脏水平，以利于静脉回流，减轻水肿和疼痛。

（2）制动，防止皮片移动。一般卧床2～3周，可在床上做轻微活动，如翻身、坐起，但注意保护术区。

（3）密切观察生命体征和术区情况。一般术后前3天，会有体温微升现象，是因为切削痂过程中，坏死组织或毒素吸收入血造成的，可不做处理。但体温超过38.5℃，患者主诉疼痛加重或术区异样感、有异味，要高度警惕术区感染，应立即报告医生，采取相应处理。

431. 截肢术实施的最佳时机为何时?

一般认为截肢术实施的最佳时机为冻伤后2个月内，冻伤组织与健康组织界限分明，健康组织紧缩在坏死组织周围；肢体远端开始干瘪，或组织已经液化，并有感染倾向者。

以下几种情况应立即行截肢术：①冻伤肢体严重感染或合并气性坏疽；②冻伤合并脓毒血症；③冻伤合并败血症；④冻伤局部急性炎症消退，出现坏死组织分界线。

432. 如何确定截肢平面?

截肢平面的确定应考虑到肢体的功能和安装假肢的可能性，一般国内主张截肢平面稍高于坏死部位，在组织分界线上1.5～2.5cm健康皮肤可以覆盖创面或软组织可以包裹骨端即可。国外有的学者主张高位截肢法，即在组织分界线上3～5cm处截肢，其优点是可以改善残肢功能，缩短治愈时间；缺点是损害正常组织多。临床上可根据具体情况选择适宜方法。

433. 截肢术后应如何护理?

（1）抬高截肢残端，以利于静脉回流，减轻局部肿胀。

（2）保持适宜的温度、湿度以改善局部血液循环，促进创面愈合。温度以20～25℃为宜，湿度以30%～40%为宜。

（3）密切观察生命体征，尤其是体温变化。体温过高，要高度警惕截肢残端继发感染，如有感染征象要立即报告医生，行细菌培养及药物敏感试验。

（4）密切观察术区渗血情况，床旁备止血带，防止截肢后结扎血管大出血。

（5）加强营养，指导患者进食高蛋白、高热量、高维生素的食物，增强机体抗感染能力。

（6）做好心理护理，帮助患者面对现实。

（7）截肢残端愈合后，尽早开始功能康复，主要是残肢功能和残端耐磨能力的锻炼，为安装假肢或恢复生活自理能力做准备。

434. 冻伤有哪些常见的并发症？

（1）休克：主要是因为冻伤引起的脱水、未及时补充液体或补液不当，导致有效循环血量不足，电解质紊乱，致使血压下降，发生休克。

（2）急性肾衰竭：导致急性肾衰竭的原因包括冻伤肌肉组织坏死广泛，血红蛋白或肌红蛋白堵塞肾小管，使肾脏受到损伤；治疗过程中长期大量使用对肾脏有损伤的药物，如庆大霉素、卡那霉素等抗生素，导致急性肾衰竭；冻伤合并休克，有效循环血量不足，引起肾脏缺血，肾皮质坏死，导致急性肾衰竭。

（3）骨髓炎：多见于Ⅲ、Ⅳ度冻伤，损伤达骨骼者。常发生于伤后2个月内。

（4）气性坏疽：是多种厌氧杆菌感染创面引起的急性特异性混合感染。主要是因为：①未清创或清创不彻底，引流不畅，形成无效腔，大量气性坏疽杆菌繁殖生长；②存在于皮肤表面的产气夹膜梭状芽胞杆菌在冻伤后机体抵抗力低下、组织坏死、血液循环障碍、组织缺氧的情况下，导致气性坏疽。

（5）脓毒血症：由冻伤的坏死组织中的细菌及产生的毒素入血造成。

435. 冻伤合并休克应如何护理？

（1）保暖：保持室温在22～26℃，必要时用热水袋放置于患者双踝、腋下、腹股沟等大血管处，热水袋水温以50～60℃为宜。

（2）吸氧：给予患者高流量间断吸氧，有利于改善呼吸和组织缺氧。

（3）镇痛：冻伤复温后局部组织肿胀，常伴有剧烈痛感，强烈疼痛可以加重休克，一般要给予适当的镇静镇痛药，但避免使用对呼吸中枢有抑制的药物。

（4）补液：科学、合理、有计划性地补充各种液体，先晶体液后胶体液，晶体液、胶体液交替输入；补液速度及量根据病情随时调整，如患者尿量少、心率快、血压低，可加快补液速度，而尿量达到1ml/（kg·h），休克症状有所缓解，补液速度可适当减慢，以60～70滴/分为宜；如果出现酸中毒或血红蛋白尿，可输入碳酸氢钠，碱化尿液，保护肾功能。

（5）密切观察病情变化：应密切观察患者的意识状态、心率、血压及尿量、休克症状是否有改善，出现病情变化，及时报告医生，及时处理。

436. 手、足冻伤如何处理？

手足是人体的功能部位，愈后情况直接影响患者的生活自理、劳动技能、工作能力。冻伤后的正确处理至关重要，具体方法如下。

（1）剪去指（趾）甲，消毒手足，尤其手指和足趾，预防感染。

（2）根据冻伤程度，给予相应处理。轻度冻伤采取暴露疗法，保持局部干燥，定时涂拭冻伤膏或碘伏等消毒液即可。重度冻伤则采取清创包扎法，在无菌条件下剪去与组织分离的坏死组织或已撕脱的痂皮，用0.5%碘伏纱布包扎。包扎时应注意指（趾）间用无菌棉球或纱布隔开，防止粘连；保持功能位；敷料包扎不宜过紧，防止影响局部血液循环。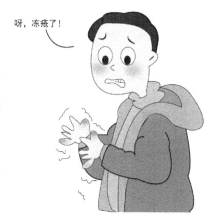

（3）将冻伤手足抬高，有利于静脉回流，减轻局部肿胀。

（4）早期功能锻炼：手部冻伤主要锻炼屈指和伸指，对掌功能锻炼；足部冻伤主要锻炼足趾内勾、外展及足踝部旋转、足背背屈。一般于冻伤后72小时即可开始。

437. 如何处理耳部冻伤?

耳部冻伤后如不及时、正确地处理,容易并发耳软骨炎、中耳炎,严重者可影响患者的外观和听力。具体处理方法如下。

(1)用生理盐水充分冲洗耳郭创面,冲洗过程中应用干棉球阻塞外耳道且将耳朵处于垂低位,防止生理盐水或冲洗后的污染水流入外耳道。

(2)耳朵冻伤一般采用暴露疗法,室温保持在 20~25℃,并将耳郭周围毛发刮除。

(3)冻伤区的水疱应在无菌条件下,用无菌注射器将疱液抽吸,保持疱皮完整。

(4)采取去枕半卧位,预防耳部受压和减轻耳部肿胀,如侧卧时,应用气圈将耳朵悬空。

(5)如合并化脓性耳软骨炎,应及时手术切除坏死耳软骨。

438. 如何预防冻伤?

(1)搞好宣传教育,普及防冻知识。重点是掌握易冻时机、部位、人员及应采取的对应措施。

(2)外出前正确、及时地了解环境寒冷的强度,除气温外,必须考虑风的影响,做好充分的防寒准备。

(3)开展耐寒锻炼,增强抗寒能力。坚持体育锻炼,增强体质;坚持用冷水洗手、洗脸,能适应的情况下可锻炼冷水洗脚或擦身,原则是循序渐进,持之以恒。

(4)采取有效的保暖措施。外出应着具有保暖和透湿性能的多层次的服装,防寒服内应为比重轻、弹性好、富含腔隙可潴留空气的棉絮。对末梢易冻部位应采取特别的保暖措施,如戴双层手套,内层为五指分开,外层为连指手套;穿防寒鞋或靴子,袜子不要过紧等。

(5)确保充足热量供应。外出时保证吃到营养结构合理的热食品。

(6)在寒冷环境中忌烟、酒。因为烟中尼古丁可使外周血管收缩,影响血液循环,使肢体温度下降,诱发冻伤;饮酒后可造成人的兴奋状态,容易低估环境危险性,忽略自我防护措施,同时饮酒抑制寒战,使体温降低加速,饮酒还可以降低血糖水平、扩张外周血管、出汗,使散热增加,体力衰竭,促使冻伤发生。

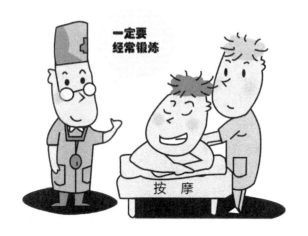

439. 什么是冻僵？冻僵是如何分类的？

机体暴露于冷环境中而引起全身性体温降低，当中心温度低于35℃以下时称为冻僵。常发生于大风雪迷路、醉酒、高山遇险及其他意外事故。

冻僵分类有3种方法。

（1）根据中心体温的高低，将冻僵分为三类。①轻度冻僵：中心体温为32.2~35℃。②中度冻僵：中心体温为26.7~32.2℃。③重度冻僵：中心体温低于26.7℃。

（2）根据发生的性质，将冻僵分为两类。①人工性低体温：如低温麻醉。②意外性低体温：意外性低体温又分为陆地型冻僵和浸泡型冻僵，陆地型冻僵是指发生在大风雪时迷路、雪崩、醉酒等情况下的冻僵，为慢速冻僵；浸泡型冻僵是指发生在落水、船舶失事等情况下的冻僵，为快速冻僵。

（3）根据发病过程，将冻僵分为五类。①浸泡型体温过低：如冬天落入冷水中，体温快速下降。②衰竭型体温过低：如登山、山地旅行者长时间暴露于寒冷环境中，体力消耗大，体内不能产生足够的热量御寒。③亚临床型体温过低：如老年人、营养不良的人，长期处于冷环境中，正常情况下产热、散热处于平衡状态，但遇到意外情况发生，很快导致体温过低。④慢性体温过低：见于生理异常者。⑤间歇性体温过低：见于体温中枢调节点偏低的患者。

440. 冻僵有哪些临床表现?

冻僵的临床表现与中心体温降低程度密切相关。

（1）中心体温降至 36℃：患者处于兴奋期，代谢率增加，心率、呼吸加快，血压上升，四肢温度下降。

（2）中心体温降至 34℃：患者寒战，呼吸、心率减慢，皮肤苍白、发凉，反应迟钝，意识开始模糊，但尚能应答。

（3）中心体温降至 33℃：患者进入衰弱期，血压下降，停止寒战，逆行性遗忘，视觉模糊，关节肌肉发硬，大小便失禁。

（4）中心体温降至 30℃：患者进入昏迷期，患者神志模糊，对刺激反应迟钝，瞳孔散大，对光反射减弱，呈木僵状态。

（5）中心体温低于 30℃：患者意识丧失，脉搏、呼吸微弱缓慢，出现心律失常，严重者发生室颤，各种深、浅反射消失，濒于死亡。

441. 冻僵的急救原则是什么?

冻僵的急救原则是依据冻僵的程度、中心体温高低、受冻时间长短采取相应的治疗措施，达到患者迅速恢复中心体温，防治并发症的目的。即使已进入昏迷期的患者，也应积极争取抢救时机，不可轻易放弃。

442. 冻僵后如何急救?

（1）迅速将患者移至温暖避风的场所，温度应在 25℃以上，缩短受冻时间。

（2）立即用干燥的毛毯、棉被包裹患者全身，应用热水袋热敷躯干、腋下及腹股沟，热水袋温度不宜过高，以防止烫伤，以 40～50℃为宜。

（3）对心搏、呼吸已停止的患者立即行心肺复苏术。

（4）快速复温，在短时间内将中心体温恢复至 30℃以上，迅速度过冻僵阶段，复温的方法根据病情及医疗条件而定，原则为尽快恢复体温，避免复温后休克、室颤、脑水肿、肺水肿的发生。

（5）根据患者出现的病情变化，对症处理。

443. 冻僵患者复温的方法有哪些？适用于哪些患者？

冻僵患者复温的方法有 3 种。

（1）自然复温法：将冻僵患者移至温暖的房间，盖上棉被、毛毯等，靠自身的热量复温。此方法适用于轻度冻僵的患者。

（2）体表复温法：用 42℃ 热水浴或电热毯、湿热毛巾包裹躯干、腹股沟、腋下等部位复温。此方法是用于快速冻僵的患者。

（3）体中心复温法：应用吸入热空气或热氧气、体外循环、腹膜透析、持续胸膜灌流复温的方法。此方法可以避免体表复温引起的复温休克和中心体温再次下降，适用于重度冻僵的患者。

444. 冻僵患者转送中应注意什么？

冻僵患者原则上就地抢救，中心体温恢复，生命体征平稳后方可转送。转送中应注意：

（1）搬动患者动作要轻柔，途中避免颠簸、震动。

（2）采取保温措施，防止体热丧失及中心温度再次下降。

（3）密切观察病情变化，尤其是中心体温、心率、呼吸、血压、尿量的变化，并及时对症处理。

（4）静脉输入加温后的营养合剂，提供充足热能。

445. 冻僵的治疗方法有哪些？

冻僵患者经过有效的急救后应转入专科医院进行系统治疗，具体治疗方法如下。

（1）心肺复苏：心搏、呼吸停止的患者采用心脏按压，人工呼吸；有条件时可进行体外循环或开胸进行纵隔温水灌淋或心脏直接按摩；静脉输入多巴胺，可恢复心率，使心排血量增加；对心室纤颤的患者应用溴苄胺进行治疗。

（2）监测心、肺、肾功能：一旦出现功能紊乱，应积极采取相应方法进行治疗。

（3）纠正酸中毒：由于复温后血中乳酸及其他酸性代谢产物增加，因而酸中毒是冻僵患者死亡的主要原因之一。治疗措施主要是针对病因进行治疗，如抗休克，调节水、电解质平衡，改善微循环，输入碱性药液等。

446. 如何护理冻僵的患者？

（1）密切观察病情，尤其是中心温度、意识状态、心率、呼吸和血压的变化，如果出现中心体温再降，患者则有烦躁不安、表情淡漠、血压下降等症状，应立即报告医生，采取对症措施。

（2）准确记录出入量，尤其尿量。因为尿量可反映有效循环血量和肾功能，尿少或无尿时应给予利尿药或适当加快输入液体速度。

（3）适当控制补液量和速度。补液是治疗冻僵休克患者的有效措施，但补液量过多或速度过快，容易并发心律失常、心力衰竭、肺水肿和脑水肿；而补液太少或太慢，不能及时补充血容量，改善休克症状，则容易并发肾衰竭。

（4）保持患者呼吸道通畅，确保氧气吸入。

（5）备好各种急救用物，一旦出现病情恶化，随时配合医生抢救。

（6）冻伤局部的护理同冻伤的护理。

447. 什么是冻疮？冻疮的好发部位和多发季节是何时？

冻疮是指长时间或间断地在 0～10℃低温、潮湿条件下生活而引起的局部组织损伤，好发部位为身体暴露和末梢处，如耳郭、手背、足背等部位，特别是手背外侧、小指（趾）背外侧更容易发生。多见于我国北方寒冷地区和长江流域等气候湿冷地区的初冬或早春时节，可反复发病。

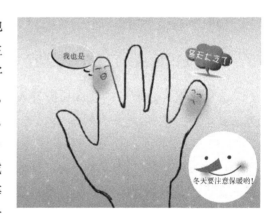

448. 冻疮有哪些表现？

患处皮肤出现红斑，发绀呈紫红色，压之褪色；局部皮肤冰凉，有大小不等的硬节；肿胀明显，严重者形成水疱，破溃后形成溃疡及糜烂；感觉异常，初发时有麻木、刺痒感，温暖后刺痒感更甚。无感染时一般可自愈，常复发，患冻疮处皮肤对冷敏感。

449. 如何区分冻疮与冻伤？

冻疮和轻度冻伤临床表现十分相似，极易混淆，正确诊断可有利于其治疗和预防。冻疮与冻伤可以从以下几方面区分。

（1）发病因素：冻疮是长时间在 0~10℃（即冰点以上）寒冷而潮湿的环境中发生，非组织冻结的损伤；冻伤是在 0℃ 以下环境中发生，组织冻结的损伤。

（2）好发人群：冻疮好发于中小学生及 4~6 岁幼儿，年龄 30 岁以上者很少发生；冻伤好发于任何年龄。

（3）好发环境：冻疮在冷而潮湿的环境中多发，尤其是从事湿冷作业人员；冻伤在寒冷而干燥的环境中多发或接触冷冻液者。

（4）好发部位：冻疮好发于手背、足背、指（趾）背侧、耳郭外沿等部位；冻伤好发于肢体远端，手、足、耳郭等部位。

（5）临床表现：冻疮局部皮肤呈紫红色、肿胀、有硬结，自觉局部发冷、刺痒感；冻伤皮肤红肿、水疱，自觉先麻木后有针刺样疼痛。

（6）预后：冻疮容易复发，不改变湿冷环境可久治不愈；冻伤一般不复发，但冻疮部位可对寒冷耐受力降低，遇寒冷时可先于其他部位发生冻疮。

450. 冻疮如何治疗？

冻疮的治疗关键是患者摆脱湿冷环境，保持局部皮肤温暖干燥。具体方法如下。

（1）温水浸浴：每日用 40~42℃ 温水浸浴冻疮部位，浸浴过程中可辅以按摩，按摩动作应轻柔。

（2）理疗：冻疮局部使用红外线治疗仪、超短波等理疗，可以促进愈合。

（3）药物治疗：药物治疗包括外用和内服两种。外用药包括冻疮膏、2%新霉素霜剂；内服药为扩血管药及改善微循环药物，如烟酸、维生素 E 等。

（4）换药：对于严重冻疮、有溃疡和糜烂面的患者，应根据创面深浅、分泌物多少，在无菌操作下用生理盐水反复冲洗创面，涂抹呋喃西林霜或新霉素霜后包扎。

451. 如何预防冻疮？

（1）卫生宣教：针对好发季节、环境人群实施卫生宣教，介绍预防方法。

（2）坚持耐寒锻炼：每日用冷水洗手、洗脚、洗脸，以锻炼末梢血管反应，增强御寒能力。

（3）保护易冻部位：对易冻的部位，如手、足、双耳应加强保护。①保持手足温暖干燥：着保暖性能好的鞋袜、手套；手足潮湿及时擦干，对于出汗多的人可使用止汗粉外用；袜子、手套勤洗勤换，潮湿后应立即更换或烘干；汗脚不宜穿透气性差的鞋，如橡胶鞋，以免出汗后双足潮湿。②保护双耳：可佩戴保暖性好的耳套，经常揉搓双耳耳郭。③保护面部：可外擦有防冻保护功能的化妆品，外出时戴厚度适宜的口罩。

（4）提高室温，防寒防潮：室温应保持在 15℃以上，湿度不宜超过50%。无暖气设备的房间应用电暖气或火盆等取暖措施。

（5）应用按摩手法预防冻疮：①捏：用一只手的拇指和示指反复捏夹另一只手的每根掌骨直至指骨。②滚：用一只手持一根钢笔或铅笔等光滑的杆状物在另一只手的每根掌骨到指骨处反复滚动。③捶：先将一只手的手掌平放在大腿上，掌心向下，用另一只手的侧面反复捶击，直到皮肤发红。④揉:用一只手鱼际（拇指后的肌肉）反复揉压另一只手的手背和每一根手指。⑤摩：用一只手的手掌在另一只手的手背面旋转地摩擦，直至发热。

第三部分

糖尿病足病护理

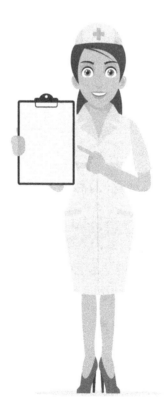

452. 糖尿病足病的发病基础是哪些？有哪些检查方式及体征？

糖尿病足病的发病基础主要是下肢周围血管病变和下肢周围神经病变。

（1）下肢周围血管病变是影响糖尿病足病溃疡预后的重要因素，其通常可以用简单的临床检查来发现。例如，皮肤颜色及温度、足背动脉搏动、踝部血压测定；采用非侵入性血管检查可以评估糖尿病足病溃疡治疗过程；由于缺血引起的静息性疼痛在糖尿病患者中可能会因为合并周围神经病变而消失；微血管病变不是足溃疡的主要原因；血管重建之后，血管再通率和肢体获救率在糖尿病患者与非糖尿病患者之间无差别。

（2）下肢周围神经病变是在排除其他病因的情况下，糖尿病患者出现周围神经功能障碍相关的症状和（或）体征表现。下肢周围神经病变包括末梢感觉运动神经病变、自主神经病变和单神经病变等，其中感觉运动神经病变是最为常见的形式。

453. 什么是糖尿病足病？发病率有何特点？

糖尿病足病是糖尿病常见且严重的并发症之一，是与下肢远端神经异常和不同程度的周围血管病变相关的足部感染、溃疡和（或）深层组织的破坏。糖尿病患者发病率高，足病终身发病率高达 15%～20%，足部溃疡的患病率为 4%～10%。

454. 糖尿病足病各期有何特殊表现？

糖尿病足病的临床表现多有明显的阶段性改变。早期缺血症状，包括足部麻木、皮肤发凉，仅在活动后有疼痛感，即为间歇性跛行；中期的代偿期，即足部静息痛；晚期的组织缺损，主要包括足部溃疡者（甚至溃疡伴感染），足部部分组织坏疽者（坏死且伴有感染）。

455. 对于糖尿病足病患者，主要询问哪些相关病史？

根据患者年龄、糖尿病类型及症状情况，有针对性地询问病史；特别是年龄、糖尿病类型、病程、治疗、血糖控制水平、糖尿病知识掌握及并发症情况；身体状况如视力、行动是否方便、能否自己检查双脚；生活方式如吸烟、饮酒、营养、工作、运动量、鞋袜等；社会状况如经济条件、家庭条件、活动范围、社交、医疗条件等。

456. 对于糖尿病足病患者，日常护理常规查体主要注意哪些方面？

对于糖尿病足病患者，每日常规护理查体是预防糖尿病足病溃疡发生的重要护理要素，着重检查方面包括：皮肤情况（颜色、厚度、干燥、皲裂、营养情况）、毛发出汗情况、感染（特别是足趾间真菌感染）、溃疡、胼胝、水疱、变形［如夏科氏（Charcot）关节、爪状趾］、肌肉萎缩、足弓（站立和平躺情况）、皮肤温度、关节活动度、步态、动脉搏动（足背动脉、胫后动脉、腘动脉）等。

457. 糖尿病足病患者入院后需要做哪些常规检查和特殊检查，有何意义？

糖尿病足病患者入院后，需完善常规检查项目主要有：甲状腺功能检查、血清 B_{12} 检查、血清异种蛋白检查、糖尿病代谢控制情况等；血常规、生化、尿常规、24 小时尿蛋白等。

足部 X 光片、血管超声、造影、磁共振、CT 血管造影（CTA）等血管影像学检查更精确，但有风险（造影药物过敏），且费用高，通常只用于外科治疗（血管重建、腔内治疗或评估保肢、截肢）前。

特殊检查主要包括激光多普勒 + 经皮氧分压（TcpO$_2$）监测，全球通用的无创血管疾病金标准，直接反映血管向组织供氧情况，肢体缺血情况的定量评估，评估组织存活率，预测伤口的愈合情况，决定是否截肢和截肢平面。

震动感觉阈值（VPT）检查、血管检查 – 踝肱指数（ABI）、趾肱指数（TBI）检查，直接反映下肢血管及神经病变情况，可以筛查和普查。

458. 糖尿病足病的国际通用分级是哪种，分哪些级，各级特点有哪些？

糖尿病足病现分级使用国际通用 Wagner 分级，分为六级。

0 级：有发生足溃疡危险因素存在，但无溃疡。

1 级：皮肤表面溃疡，无感染。突出表现为神经性溃疡，好发于足的突出部位，即压力承受点（如足跟部或趾底部），溃疡多被胼胝包围。

2 级：较深的溃疡，常合并软组织炎，无脓肿或骨的感染。表现为较深的穿透性溃疡，常合并有软组织感染，但无骨髓炎或深部脓肿，致病菌多为厌氧菌或产气菌等。

3 级：深部感染，伴有骨组织病变或脓肿，深部溃疡常影响到骨组织，并有深部脓肿或骨髓炎。

4 级：局限性坏疽（趾、足跟或前足背）。其特征为缺血性溃疡伴坏疽，通常合并有神经病变（无严重疼痛的坏疽，即提示为神经病变），坏死组织的表面可有感染。

5 级：全足坏疽。坏疽影响到整个足部，病变广泛而严重，有时发展迅速。

459. 糖尿病足病的经典治疗模式是哪种，包含哪些方面，每个方面有哪些特点？

糖尿病足病现今经典且比较前沿的治疗模式是多学科协作——全面诊断，综合治疗，系统宣教。主要包括以下内容：支持治疗，控制血糖（内分泌科协作）；改善缺血，改善周围供血的药物（如前列地尔 10μg，静脉入壶，每日 1 次）；抗感染，长程、足量、早期（根据细菌培养及药敏结果调整）；营养神经，应用神经生长因子；控制病因，如降压、降脂和戒烟；血管治疗，下肢动脉腔内介入治疗（血管外科协作，选择恰当方式介入治疗）；营养支持，调整低蛋白血症、贫血等；脏器保护，长期糖尿病患者并发多种脏器并发症，针对性保护治疗；创面治疗，清创及创面修复等。

460. 糖尿病足病预防五要点是哪些？

糖尿病足病预防要点是以美国糖尿病协会推荐的 5P 原则为主，包括：

· Podiatric Care　专科医护人员的定期随访和检查。

· Protective Shoes　具有保护功能的舒适鞋，需有特定足够的深度。

· Pressure Reduction　有压力缓解作用的鞋垫，甚至个性制作鞋垫。

· Prophylactic Surgery　预防性的外科矫形手术。

· Preventive Education　患者和医务人员的预防知识教育。

461. 糖尿病足病患者足部护理及鞋袜选择需要注意什么？

（1）指导患者时刻关注自己的双脚。

（2）每日换袜子，检查袜子接缝有无增厚。

（3）鞋要舒适、合脚，鞋垫要舒服。

（4）新鞋穿2～4小时后，要脱鞋检查，合脚后才能长时间穿。

（5）每晚检查双脚有无擦伤、红点或红斑、破损等异常情况。

（6）仔细修剪和打磨趾甲，视力不佳或行动不便，则应让足医帮助修剪。

（7）保证足部营养，防止足部干裂，可使用保湿霜。

（8）足部出现问题及时专科就诊。

462. 糖尿病足病患者代谢控制护理方面主要注意什么？

糖尿病足病患者代谢控制贯穿治疗全程，护理方面主要注意以下方面。

（1）教育患者重视代谢控制，如血糖、血脂控制、血压情况。

（2）改变生活方式，如控制体重、改变不良饮食习惯、减少饮酒、戒烟等。

（3）改变运动习惯，运动应该个性化，注意保持足部卫生。对于有些患者，不建议其进行跑步或长距离行走等运动。

（4）定期到内分泌科复诊。

（5）定期到创面修复科——糖尿病足病工作室行血管神经病变检查、足部检查。

463. 足底压力测试和步态分析的原理及意义是什么？

糖尿病足病患者必须接受足底压力测试和步态分析检查，其原理是一项基于生物力学原理，探测人体下肢结构状况，预估未来足部使用情形，为患者提供科学康复治疗方法的国际先进技术。它的意义在于，筛查高危人群，防患于未然；诊断糖尿病足病，发现溃疡高风险区域；指导治疗，定做矫形辅具（鞋或鞋垫）。

464. 糖尿病足病患者创面清创主要注意什么?

糖尿病足病患者创面清创应在下肢血运尚可或经过介入治疗血运明显改善后进行,主要注意以下几点。

(1) 彻底清创,同时注意保护血运,可选择使用超声清创刀。

(2) 截趾时注意保护邻近足趾血运,防止相邻足趾序贯性坏死。

(3) 下肢、足皮下组织出现坏死性筋膜炎应积极切开引流、扩创。

(4) 足底内、中、外间隙必要时应敞开引流。

(5) 对于变性、坏死组织应扩大切除,特别是变性的脂肪组织。

(6) 清创后可选择二期封闭创面,暂用生物敷料覆盖,培养基底肉芽。

465. 糖尿病足病患者创面修复主要有哪些方案,各方案应注意哪些细节?

(1) 植皮:创面基底肉芽组织已完全覆盖裸露骨质及肌腱,移植皮片以刃厚皮和薄中厚皮为主。

(2) 富血小板血浆凝胶治疗技术:取患者自身外周静脉血制备,可加速止血、封闭创面、促进创面愈合,应用前需检测血小板及血红蛋白等指标。

(3) 持续封闭负压治疗:避免压力过大,避免环形粘贴贴膜,防止组织缺血、坏死;邻近足趾尽量外露。

(4) 皮瓣:因下肢血运差,动脉栓塞严重,慎重使用皮瓣。

(5) 截肢(截趾):截肢平面的选择应考虑多方面因素,如患者诉求、下肢血运情况、截肢断端组织情况等。原则上,应尽量保留肢体长度,术前可根据 ABI(踝肱指数)、TBI(趾肱指数)检查及下肢 CTA(CT 血管造影)情况判断截肢平面。已坏疽足趾必须截除,小腿以下截肢、截趾,可减少止血带使用时间,甚至不用止血带;截肢残端封闭应留置引流管,肌肉、皮下组织可吸收线缝合,皮肤尽量使用皮钉固定。

466. 对于糖尿病足病患者，气压式肢体血管循环治疗仪有哪些治疗作用及意义？

气压式肢体血管循环治疗仪是重要的糖尿病足病患者的辅助治疗设备，其主要治疗作用如下所述。

（1）长期卧床患者，预防深静脉栓塞。

（2）糖尿病足病患者，促进下肢血液循环，增加灌注。

（3）治疗糖尿病引发的末梢神经炎。

（4）治疗不愈合伤口。

（5）治疗原发性淋巴水肿和继发性淋巴水肿。

（6）治疗骨折手术、创伤后水肿。

（7）治疗静脉功能不全、静脉曲张。

（8）配戴腰套可以治疗便秘。

467. 糖尿病足病神经病变的分级和关键措施是什么？

糖尿病足病神经病变分级和关键措施见表3。

表3　糖尿病足病神经病变分级

分级		目标	关键措施
0/1 级：非临床神经病变		教育以减少风险；血糖控制	教育，血糖控制，年度筛查
2 级：临床神经病变		处理症状；防止足溃疡	
	慢性疼痛型		影响生活则一线使用三环类药物，控制血糖
	急性疼痛型		简单镇痛药物及三环类、非甾体类、阿片类药物
	无痛、感觉缺失型		教育，特别是足保护教育、血糖控制
	糖尿病性肌萎缩		内分泌科、血管外科专科就诊
3 级：晚期并发症		预防新发、再发溃疡；预防截肢、趾	创面修复科（足病科）专科住院治疗

468. 糖尿病足病血管病变 Fontaine 分级，各级所反映的血管情况及相应症状是什么？

糖尿病足病血管病变 Fontaine 分级可以较直接地反映下肢血管情况，各级特点及相应症状详见表4。

表 4　糖尿病足病血管病变 Fontaine 分级

分级	血管情况	机体组织改变	症状
Fontaine Ⅰ	管径 50% 狭窄；面积 75% 狭窄	血流量低下	麻木 冷感
Fontaine Ⅱ	管径 60% 狭窄；面积 82% 狭窄	机能低下	间歇性跛行
Fontaine Ⅲ	管径 >60% 狭窄；面积 >82% 狭窄	组织坏死	静息痛
Fontaine Ⅳ			溃疡、坏疽

469. 糖尿病足病患者下肢神经检查主要有哪些？

（1）震动感觉检查：①大脚趾处使用 128Hz 音叉；②震动感觉阈值（VPT）检查，0 ~ 15Volts（低风险）、16 ~ 25Volts（中度风险）、>25Volts（高风险）。

（2）轻触觉检查：注意检查的一致性，最好使用棉花棒。

（3）针刺痛觉检查：①使用一次性大头针；②不要使用皮下注射针；③询问疼不疼？或有感觉吗？

（4）腱反射检查：比较膝反射和踝反射。

（5）触压感觉检查：10g 尼龙丝感觉检查。

470. 糖尿病足病下肢血管检查中踝肱指数（ABI）、趾肱指数（TBI）分级数值是多少？

下肢血管检查中踝肱指数（ABI）、趾肱指数（TBI）分级及各级标准见表5。

表 5　糖尿病足病下肢血管检查中 ABI 和 TBI 分级标准

ABI	血管病变程度	TBI	血管病变程度
0.91 ~ 1.30	正常	> 0.70	正常
0.71 ~ 0.90	轻度	0.65 ~ 0.70	临界值
0.41 ~ 0.70	中度	< 0.65	病变
0.00 ~ 0.40	重度		
> 1.30	血管钙化		

471. 糖尿病足病下肢血管 Perfusion 灌注评价指标及各级意义是什么？

糖尿病足病下肢血管 Perfusion 灌注评价指标及各级意义见表6。

表 6　糖尿病足病下肢血管 Perfusion 灌注评价指标

分级	症状	ABI、TBI	经皮氧分压（$TcpO_2$）
1 级：正常	动脉搏动正常	ABI 0.9 ~ 1.10 或 TBI > 0.6	$TcpO_2$ > 60mmHg
2 级：无严重的外周血管病	间歇性跛行	ABI < 0.9，SysAP > 50mmHg；TBI > 0.6，SysTP > 30mmHg	$TcpO_2$ 30 ~ 60mmHg
3 级：严重的肢体缺血	SysAP < 50mmHg	SysTP < 30mmHg	$TcpO_2$ < 30mmHg

注：SysAP，踝部血压；SysTP，足趾血压。

第四部分

专科常用仪器设备

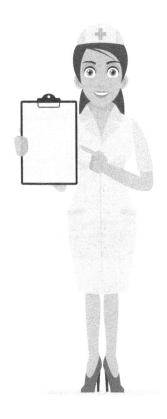

472. 大面积烧伤专科常用治疗仪器有哪些?

大面积烧伤专科常用治疗仪器有悬浮床、翻身床、烧伤保温仪、呼吸机、半导体激光治疗仪、光子治疗仪、亚低温治疗仪、振动排痰仪等。

473. 悬浮床有哪些优越性?

悬浮床是由鼓风机产生的压缩空气穿过扩散器,进入硅胶沙粒中间,当气流速度达 60cm/s 时,每个硅胶沙粒就可悬浮于空气中,气流始终流通,其温度可调。悬浮床的优越性如下所述。

(1) 卧于悬浮床上有漂浮感,身体各部位受力均匀,不必翻身,可避免压疮。

(2) 由于气流作用,使创面保持干燥,不利于细菌生长,有明显的抑菌作用。

(3) 床温可调至恒定的理想环境,有利于减轻烧伤患者高代谢反应。

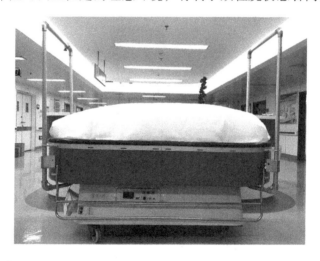

474. 烧伤后哪些患者需要卧悬浮床? 卧悬浮床应注意什么?

悬浮床适用于各类烧伤患者,尤其适用于昏迷患者,大面积烧伤,背、双下肢及臀部烧伤患者。为了保证悬浮床在运用过程中发挥其性能,应注意以下几点。

(1) 床上敷料厚薄适度。一般铺垫床单和无菌纱垫即可,过厚,影响热气流通过,延缓创面干燥;过薄,患者的创面渗液、尿液等可渗入床体内硅胶沙粒之间造成结块，而影响正常悬浮。

（2）控制室内温度 28～32℃、湿度 50%～60%。室温过高，悬浮床热系统出现紊乱；湿度过大，悬浮床内小颗粒会潮解成块而影响悬浮。

（3）悬浮床下禁止放置便盆等杂物，以免影响床体散热，导致故障；需加强床底的卫生，防止灰尘颗粒堵塞滤芯，影响床的悬浮力。

（4）保持悬浮床的清洁。经常更换床单及纱垫，避免渗出液或大小便污染，对卧床时间长的患者，应在患者手术或做检查时进行及时的清洁工作。

（5）使用后行终末处理。每名患者用后要及时提取筛网，过滤污染结晶沙粒，并清洁过滤床罩，保持悬浮床的正常功能。

475. 如何维护和消毒悬浮床？

（1）滤芯维护和消毒：悬浮床在使用期间需一周查看一次进气口滤芯堵塞情况，以保证设备正常运行，建议每半月更换一次，也可根据滤芯实际使用情况决定更换时间。

（2）滤单维护和消毒：患者出院后、手术时或滤单污染后给予更换消毒。实施先浸泡后清洗的原则，应用 0.05% 含氯消毒液浸泡 30 分钟，然后使用清水漂洗，严禁用力揉搓，洗后晾干备用。

（3）污染颗粒的移除：患者出院后需及时清除污染颗粒。悬浮床不使用期间应定期将床底部结晶颗粒过滤掉，秋、冬季以 30 天为宜，春、夏季以 15 天为宜。移除污染颗粒的方法为：移开橡胶压条及滤单，保持设备运行状态，由两人站在床头、床尾两侧同时将滤网慢慢提起抬出，将污染的板结块弃去，再将滤网放回床体内，铺上滤单、压上橡胶压条。开机 24 小时将颗粒吹干，即可待机使用。滤掉的颗粒累积量超过 10kg 时，应及时补充回同等量的新颗粒。

476. 使用翻身床的目的和适用范围有哪些？翻身床的组成部件有哪些？

使用翻身床的目的：避免创面长期受压，加重感染；防止压疮；便于手术和换药；俯卧位时便于患者排痰和排泄大小便。

主要适用于：大面积烧伤、躯干或四肢烧伤、自动或被动更换体位有困难的患者。

翻身床是一种特殊的病床，是为烧伤患者特制的一种专用床。翻身床主要由底座、输液架、撑被架、俯卧床片、仰卧床片、搁手板、转盘、升降手摇柄、撑脚、轮脚等部件组成。

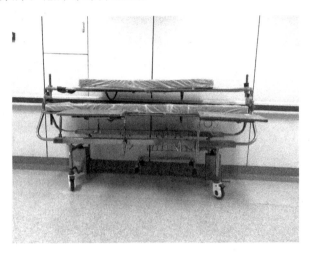

477. 如何使用翻身床?

（1）了解翻身床的结构。

（2）铺翻身床，无论仰卧或俯卧均应按上、下两部分铺垫，铺垫时中间空出会阴部，以便患者在翻身床上大小便。

（3）放置床片，床片的便孔应对好患者的会阴部，翻身俯卧位时注意头部位置，勿使双眼受压。

（4）旋紧床片，固定螺丝，使上、下床片合拢。

（5）用护带将患者固定，压力适宜。

（6）移除翻身床的附件及杂物，检查输液器的放置位置，防止翻身过程中输液管牵拉。

（7）放开撑脚，拔去安全弹簧插销，由一人于床中间或两人于两侧床端匀速翻转180°。

（8）翻身后应立即插入安全弹簧，固定撑脚后，再打开床片螺丝，去除护带、床片及敷料等。

478. 使用翻身床有哪些注意事项？

（1）使用前应检查床的各部件是否灵活、牢固、安全。

（2）上、下床片合拢时压力应适宜，过紧患者会有不适感，过松患者翻身时会左右移动，导致肢体滑脱或外伤。

（3）床片便孔应对准患者会阴部，以利于排便；患者如有气管切开时，应注意气管套管口与床片海绵垫留有 5～10cm 的距离，必要时可上抬或下移患者。吸入性损伤行气管切开患者，翻身前应行气道冲洗，彻底吸尽痰液。

（4）初次俯卧时间不宜过长，以 1～2 小时为宜，头面部烧伤或合并吸入性损伤的患者，以半小时为宜。

（5）常规翻身次数，一般每日 6～8 次。夜间应尽量给予仰卧位，为保证睡眠休息，可延长仰卧时间至 6 小时。

（6）静脉输液的患者，应在上、下床片合拢未翻身之前，将液体从床片上方移至对侧，床旋转方向应与液体的方向一致。

（7）为避免俯卧位时患者头部过低，可将翻身床床头摇高或垫脚凳。

（8）翻身前后观察患者病情变化，加强与患者的沟通交流。

479. 翻身床使用过程中如何维护和消毒？

（1）翻身床使用前，应由护士检查各部件是否灵活、牢固、安全。

（2）每日用 1:1000 含氯消毒液擦拭床体。悬浮床使用后，用水枪机械冲刷后再用 1:1000 含氯消毒液擦拭。

（3）翻身床片海绵垫的包布最好使用一次性床罩，污染时随时更换。

（4）海绵垫用后用 1:1000 含氯消毒液浸泡消毒，清水冲洗，晾干备用。

（5）定期给翻身床固定螺丝等零部件上油，以保证性能良好。

480. 烧伤保温仪的作用是什么？适用范围有哪些？

烧伤保温仪有提高局部温度、保暖、促进创面干燥、减少渗出的作用。

适用范围：大面积烧伤患者感染期体温上升时的保暖；创面保痂期保

持创面干燥，起到烘干痂皮的作用；烧伤浸浴治疗时，维持适宜的环境温度。

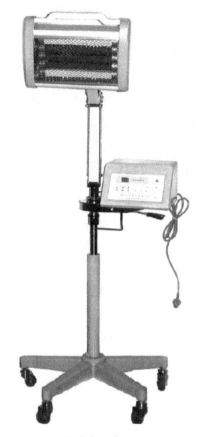

烧伤保温仪

481. 烧伤保温仪的使用注意事项是什么？

（1）保温仪距离人体或创面的距离为 30~50cm。

（2）根据患者的情况选择合适的功率及温度，避免灼伤正常皮肤和加深创面。

（3）烧伤浸浴治疗使用时，需在浸浴前提前打开烧伤保温仪，以预热。

（4）使用过程中工作人员注意手不要碰触发热网，避免被烫伤。

（5）定期清洁、消毒。

482. 如何维护及消毒烧伤保温仪？

（1）烧伤保温仪使用时先连接电源插头，再打开电源开关；使用完先关闭电源开关再拔除电源插头，否则，容易损坏内部保险丝。

（2）使用过程中出现设备故障问题，及时送修。

（3）使用后用 1∶1000 含氯消毒液擦拭消毒，注意要在温度散尽后再进行，避免烫伤。

（4）定期维修，检查有无线路老化，登记使用时间，定期更换发热管。

483. 呼吸机在烧伤治疗中有何意义及作用？

呼吸机是进行机械通气的仪器。烧伤患者中面颈部烧伤、吸入性损伤、心肺功能差的患者通常会发生通气或氧合功能障碍，呼吸机提供的机械通气，可帮助恢复有效通气并改善氧合，为治疗原发病争取时间。

484. 呼吸机使用中有哪些注意事项？

（1）选择适合患者的呼吸模式，并设置适合的治疗参数。

（2）及时处置呼吸机报警。

（3）定期更换呼吸机管路。

（4）呼吸机湿化液在合适量及温度内。

（5）遵循无菌操作的原则，条件允许，尽早撤除呼吸机，减少呼吸机相关肺炎的发生。

485. 呼吸机在烧伤科使用中应如何维护及消毒？

（1）定期更换呼吸机管路，换下的呼吸机管路使用 1∶1000 含氯消毒液浸泡后清水清洗，晾干备用，条件允许者使用一次性呼吸机管路。

（2）定期清理呼吸机滤网，滤网取下后用清水冲洗干净，用力甩干或烘干。

（3）流量传感器失灵或定标不准确时，需重新定标或更换；流量传感器内有水滴时，切忌用酒精或干棉签擦拭，可用吹风机吹干。

（4）部分种类呼吸机需定期清理消毒呼出阀。

（5）使用中及时观察呼吸机有无异常，有异常及时联系工程师给予维修。

（6）使用后的呼吸机撤除管路及湿化罐用 1∶1000 含氯消毒液浸泡消毒，机体用酒精擦拭消毒，显示屏幕用清水擦拭。

（7）不使用的呼吸机每月开机检测可否正常使用，带电池的呼吸机每月充电一次，呼吸机使用前再次开机自检是否可用。

（8）定期由工程师监测内部电子原料情况。

486. 红光治疗仪的作用有哪些？

（1）减少渗出，改善微循环。由于内皮细胞受损，血管通透性增加，血管内液体、蛋白、炎性细胞通过血管壁进入周围组织，光子治疗有助于受损内皮的修复，加速微循环的血流速度，促进漏出蛋白的吸收。

（2）促进肉芽生长。肉芽组织是由新生的毛细血管和成纤维细胞所组成的幼稚结缔组织。肉芽的功能是机化血凝块、坏死组织及其他异物，抗感染及保护创面，填补伤口及其他组织缺损。

（3）增强白细胞和巨噬细胞的吞噬功能。光子治疗仪能促进蛋白质和三磷酸腺苷的合成，改善白细胞功能，提高机体免疫力。

487. 红光治疗仪的适应证有哪些？

（1）皮肤科：带状疱疹、斑秃、下肢溃疡、压疮等。

（2）外科：伤口感染、脓肿、溃疡、前列腺炎、腰肌劳损等。

（3）妇科：慢性盆腔炎、附件炎、宫颈糜烂、外阴白斑等。

（4）内科：小儿腹泻、缺血性心脏病、慢性胃炎神经痛等。

（5）耳鼻喉科：慢性鼻炎、扁桃体炎、外耳道炎、喉炎。

（6）烧伤科：二度烧伤、感染及手术愈合

488. 红光治疗仪使用中的注意事项有哪些？

（1）照射治疗前：对创面进行常规处理后，保持创面清洁、暴露，或覆盖一层油纱，或采用相关半透明敷料。可配合对创面进行雾化治疗，或喷洒生理盐水、生长因子类药物，保证创面湿润，更有利于细胞生长。

（2）照射治疗中：使用光子治疗仪照射创面部位，照射距离为 30cm

左右，表面温度在 36℃ 左右。如患者创面对于温度没有严格要求，可酌情适当缩小照射距离，提升治疗效果。每次治疗单元为 20 ~ 30 分钟，即有治疗效果。对于严重创面或炎症较重的患者，建议每日治疗 2 ~ 3 次，累计每日治疗时间在 60 分钟左右。依据不同病情，7 ~ 10 天为一疗程。

（3）照射治疗后：对照射后的创面进行观察，如创面过于干燥，可适当雾化、喷洒生理盐水等。可在创面表层覆盖一层凡士林纱布，或按常规方法包扎处理创面。

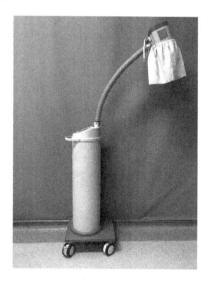

489. 血气分析治疗仪在烧伤治疗中的作用？

血气分析是测定血液中所含气体或与之相关指标的一种方法，同时判断机体是否存在酸碱平衡失调，缺血、缺氧程度的重要监测手段，动脉血气分析是评价肺部气体交换的金标准。烧伤患者在治疗过程中常伴有体内酸碱失衡、呼吸异常、电解质紊乱、体液不足或过多、内环境紊乱等并发症，血气分析仪可以通过检测血液来快速分析患者的各项常见化验值，指导临床治疗与护理。

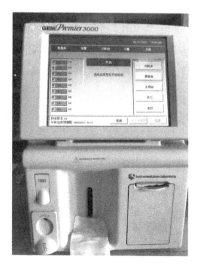

490. 振动排痰仪适用于哪些烧伤患者?

长期卧床、肺部有感染、痰多不易咳出、痰液引流不畅、咳痰无力的烧伤患者。

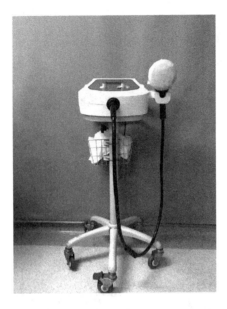

491. 血液透析机在烧伤治疗中有何作用及意义?

血液透析机是行床旁连续性肾脏替代治疗（continuous renal replacement therapy，CRRT）的治疗仪器。CRRT 是指一组体外血液净化的治疗技术，是所有连续、缓慢清除水分和溶质治疗方式的总称。大面积危重烧伤后并发症常较多，开始多用于水、电解质和酸碱平衡紊乱后的高钠血症。近来有证据支持早期行 CRRT 的观点，CRRT 总体目标是延长生存时间，为改善器官功能和实施其他治疗创造条件及赢得时间。CRRT 在烧伤治疗中现应用于由于水钠潴留产生容

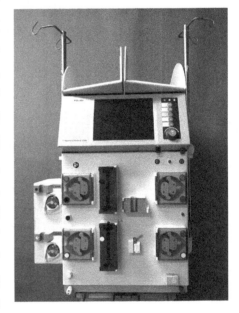

量超负荷、进行性氮质血症、电解质紊乱、顽固性代谢性酸中毒、烧伤脓毒症、体温调节等。

492. 血液净化治疗有哪些注意事项?

（1）注意血液净化治疗的适应证及禁忌证。无绝对禁忌证，但存在以下情况时慎用：无法建立合适的血管通道，严重的凝血功能障碍，严重的活动性出血，尤其是颅内出血。

（2）根据患者情况选择合适的抗凝方式。抗凝方式的选择有普通肝素抗凝、低分子肝素抗凝、阿加曲班抗凝、枸橼酸钠抗凝等。

（3）治疗过程中对患者应做到专人床旁监测，定时观察并记录患者的生命体征，观察插管及创面渗血情况，定期监测各项化验值，注意观察有无出血、血栓、感染败血症、低体温、低血压和低血容量等并发症的发生，做好心理护理，准确记录入量、出量。治疗高钠血症患者时，血钠下降速度以每小时 $1 \sim 2mmol/L$ 为宜，下降过快容易导致水肿。

（4）注意对机器与管路的监测。治疗前进行机器自检，检查管路是否紧密、牢固、连接正确，核对治疗参数设定是否正确。治疗中密切观察机器运转情况，出现故障时要保证患者安全，及时通知工程师处理，及时补充抗凝溶液，倒空废液袋，更换管路及滤器，注意观察管路及滤器凝血情况。发生警报时，迅速根据机器提示进行操作，解除报警；如报警无法解除且血泵停止运转，则立即停止治疗，手动回血，并迅速请维修人员到场处理。

493. 血液净化技术在烧伤治疗中常见报警及原因是什么? 如何处理?

（1）动脉压低：报警界限设置不当，重新设定报警限；动脉血管路梗阻，解除管路打折、扭曲或动脉夹夹闭等梗阻因素，排除导管内血栓形成，并避免患者躁动和肢体过度屈伸；导管位置异常，检查并调整导管位置，上机时注意观察血流量为 $100ml/min$ 时，动脉压应接近零点，如此时动脉压偏低应及时调整导管。动脉血流量不足或血泵速率太高，冲洗导管或调整血泵速率；动脉压力传感器进水或血，轻轻松动压力传感器回抽液体或更换压力传感器。

（2）动脉压高：报警界限设置不当，重新设定报警限；血泵前输入液体，停止血泵前输液、输血；血泵前管路渗漏，确保管路连接紧密，有渗漏及时更换管路。

（3）静脉压低：报警界限设置不当，重新设定报警限；静脉管路系统渗漏、管路与导管连接松脱，检查导管位置，确保管路连接紧密，有渗漏及时更换管路；静脉压力传感器进水或血，推出传感器中的水或血，或更换静脉压力传感器；血流量过低，调整血泵速率或调整导管位置；滤器阻塞（管路扭结或滤器凝血），检查管路系统，更换滤器。

（4）静脉压高：报警界限设置不当，重新设定报警限；静脉管路梗阻，解除管路打折、扭曲或静脉夹夹闭等梗阻因素，排除导管内血栓形成，并避免患者躁动和肢体过度屈伸；导管位置异常，检查并调整导管位置；滤器凝血，冲洗管路或更换滤器；静脉壶滤网出现血块阻塞，更换管路系统；患者腹压高等自身因素，如确定非导管因素，静脉压能在高水平稳定住，可继续实施治疗，也可适当降低血流速度。

（5）TMP 低：报警界限设置不当，重新设定报警限；管路系统渗漏或滤器前管路打折、阻塞，确保管路系统连接紧密，无打折、无扭曲，有渗漏及时更换管路；滤出液压力传感器或滤器前压力传感器进水，不关闭血泵用止血钳夹闭测压管取下传感器，连接无菌注射器，松开止血钳，缓慢推出液体，重新连接传感器；传感器破损或过湿需更换。

（6）TMP 高：报警界限设置不当，重新设定报警限；滤器凝血，冲洗或更换滤器；血泵速率和超滤速率之比过大，调高血流速，或降低置换速率，或降低超滤速率。

（7）空气报警：空气检测器检测到空气或静脉壶液位不足，提升静脉壶水位；静脉壶滤网上附着小气泡，取出静脉壶，轻弹壶壁，去除小气泡；置换液袋已空，置换液管路系统中吸入空气，进入换袋程序，选择排除置换液管路系统气体；动脉管路系统液体渗漏，动脉血管路打结，更换或调整动脉管路系统。

（8）漏血报警：滤器破膜漏血，立即停止，更换滤器、管路系统；溶血、高血脂所致的血浆混浊，如有必要，严密观察下重新校正漏血检测器。

494. 烧伤患者常用的血液透析模式有哪些? 作用是什么?

（1）CVVHDF：是结合滤过与透析的血液净化形式，透析液通过与血流逆向流动，最大程度地利用浓度梯度进行溶质清除，而滤过则通过膜内外压力差变化以对流方式清除溶解于水中的溶质。可清除小分子到大分子溶质。

（2）CVVHD：是通过静脉通路并运用泵装置将血液进行净化的过程，其突出的清除溶质机制为弥散原理。主要清除小分子溶质。

（3）CVVH：是运用高通量滤膜，溶质转运机制主要为对流原理，主要清除中大分子溶质。由于超滤液的丢失可由与正常细胞外液成分相近的置换液部分或全部替换，因此，CVVH 既可用于血液净化治疗，也可用于机体血容量的调节与控制。

495. 血液透析前准备工作有哪些?

（1）签署知情同意书。
（2）检查患者凝血功能。
（3）建立血液透析用血管通路。
（4）准备好床旁透析机。
（5）选择适合的治疗模式。
（6）根据患者情况选择透析置换液配方。

496. 血液净化过程中经常监测指标有哪些? 有什么意义?

（1）常规监测：①电解质：如钠、钾、钙、镁、磷等电解质均可经 CRRT 滤出，根据监测结果，可动态调整置换液，保持电解质平衡。②血糖：葡萄糖能较容易通过滤器膜，有研究显示 CRRT 时葡萄糖丢失量为 $40 \sim 80 g/d$，治疗过程中容易发生低血糖。③血凝指标：若患者有出血倾向，或抗凝药剂量过大时，可出现血凝异常，有出血的危险。④出入量：加强液体管理，脱水速度过快可导致低血压，水分清除不充分可致肺水肿、心力衰竭等。

（2）肝素抗凝监测：滤器前 APTT，是监测肝素抗凝效果的指标，应在正常值的 $1 \sim 1.5$ 倍。APTT 缩短提示抗凝不足，应适当加强；APTT 延长提示肝素用量偏大，有出血风险，应适量减量。

（3）枸橼酸钠抗凝监测：监测滤器前血气分析，重点监测游离钙、钠、pH、碳酸氢根。钙、钠可以调节透析置换配方，pH、碳酸氢根用以调节酸碱平衡；监测滤器后钙离子浓度，以判断枸橼酸钠的抗凝效果。

497. 血液净化治疗中如何选择抗凝药？使用各抗凝药的观察要点是什么？

（1）无肝素透析：主要应用于凝血因子、血小板减少或缺乏，具有出血倾向的患者及外科手术后有伤口出血危险的患者。合并弥散性血管内凝血（DIC）或有 DIC 倾向的患者，即使存在出血性疾病，也不宜选择无肝素透析。

（2）普通肝素：主要适用于没有出血性疾病的发生和风险，无显著的脂代谢、骨代谢异常，血小板数量及血凝指标正常或升高的患者。有明显出血性疾病的患者不宜选择肝素。使用时肝素的剂量依据患者的凝血状态个体化调整，治疗时间越长，给予的追加剂量应逐渐减少。观察要点是监测患者异常出血情况，禁止肌内注射，注意配伍禁忌。

（3）低分子肝素：主要适用于没有活动性出血，血小板数量正常，但脂代谢和骨代谢异常程度较重，血凝指标轻度延长具有潜在出血风险的患者。有明显出血性疾病的患者不宜选择低分子肝素。使用时应注意，治疗时间越长，给予的追加剂量应逐渐减少，有条件监测血浆抗凝血因子 Xa 活性，根据测定结果调整剂量。观察要点是监测患者异常出血情况，禁止肌内注射，注意配伍禁忌。

（4）枸橼酸钠、阿加曲班：适用于存在明确的活动性出血性疾病或明显的出血倾向，或血凝指标明显延长的患者。此类患者也可以采用无抗凝药的方式实施血液净化治疗。有明显肝功能障碍者，不宜选择阿加曲班或枸橼酸钠。有呼吸功能障碍、合并代谢性碱中毒的患者，不宜选择枸橼酸钠。使用时根据患者实际血流量、游离钙离子浓度检测调整枸橼酸液和氯化钙生理盐水的输入速度。护理要点是应与置换液分开输入，可相对准确地计算出枸橼酸根进入体内的速度，便于及时调整，更换枸橼酸液应迅速，观察患者有无口周、颜面麻木现象，有无手足抽搐等症状，密切观察患者的出血倾向。

498. 烧伤治疗中使用抗凝药存在哪些隐患?

（1）抗凝不足引起的透析器和管路凝血，透析过程中或结束后发生血栓栓塞性疾病。

（2）抗凝药选择不合理及抗凝药剂量过大引起的出血。

（3）抗凝药本身的药物不良反应，如肝素钠诱发的血小板减少症；长期使用肝素钠引起的高脂血症、骨质脱钙等；枸橼酸钠引起的低钙血症、高钙血症或代谢性碱中毒等。

499. 如何维护及消毒隔离血液透析管道?

（1）血管通路的建立及使用应严格无菌操作。

（2）每日评估导管的留置必要性，评估穿刺部位有无红肿、有无分泌物，导管位置及留置刻度，导管的固定及敷料粘贴情况。

（3）更换敷料时严格无菌操作，正常皮肤每周更换 2 次贴膜，非正常皮肤每日穿刺部位换药 4 次，穿刺点处有污染随时更换敷料。

（4）使用中的导管，在治疗结束后要冲封管；未使用的导管，每周随换药冲封管 1 次，方法同治疗结束，冲封管后更换新的肝素帽及包裹敷料。

500. 烧伤浸浴设施如何进行维护和消毒?

（1）烧伤浸浴槽使用前后均应用 1∶1000 含氯消毒液擦拭消毒，再用清水冲洗后方可使用。

（2）可选用泡澡膜套在烧伤浸浴槽上，做到一人一用，避免交叉感染。

（3）烧伤浸浴设施如出现漏水、花洒等设备故障，应及时通知专业人员维修。

参考文献

[1] 柴家科. 实用烧伤外科学 ［M］. 北京：人民军医出版社，2014.

[2] 盛志勇，郭振荣. 危重烧伤治疗与康复学 ［M］. 北京：科学出版社，2000.

[3] 申传安，柴家科，姚永明，等. 胰岛素治疗对烫伤脓毒血症大鼠骨骼肌蛋白高分解代谢中的作用及其机制 ［J］. 中国危重病急救医学，2006，18（3）：139-142.

[4] 魏雪菁，王淑君. 烧伤浸浴疗法的护理体会 ［J］. 解放军护理杂志，2006，23（6）：80.

[5] 李菊清，王淑君. 婴幼儿合并头面部烧烫伤后休克期的护理 ［J］. 国际护理学杂志，2014，33（4）：783-785.

[6] 刘伟，柴家科. 烧伤患者镇痛镇静治疗的研究进展 ［J］，军医进修学院学报，2008，29（5）：432-433.

[7] 王淑君，柴家科，迟云飞，等. 批量烧伤患者的接诊流程再造 ［J］. 中华护理杂志，2009，44（11）：1003-1005.

[8] 任海燕，蒋秋萍，张寅. 烧伤患者深静脉血栓的防治与护理研究进展 ［J］. 上海护理，2016，16（2）：57-60.

[9] 王淑君，张晓影，魏雪菁，等. 成批危重烧伤病人护理程序化管理 ［J］. 护理管理杂志，2005，5（06）：31-32.

[10] 章红英，邵蕴慧，王冬蕾. 小儿烧伤并发惊厥的原因分析及护理对策 ［J］. 解放军护理杂志，2011，28（11A）：45-47.

[11] 彭晓菁，王秀美，李莎. 56 例老年烧伤患者护理体会 ［J］. 当代护士（专科版），2011，9：41.

[12] 王淑君，申传安，李菊清，等. 大面积烧伤合并吸入性损伤患者气管切开术后吸痰的护理 ［J］. 中华现代护理杂志，2013，19（31）：3873-3874.

[13] 李方容，王淑君，申传安，等. 重症烧伤患者的陆地远程安全转运 ［J］. 中华护理杂志，2014，49（4）：429-432.

[14] 王淑君，申传安. 婴幼儿烧伤后惊厥的预防护理 ［J］. 中华损伤与修

复杂志（电子版），2012，7（6）：679－680.

[15] 李方容，王淑君.大面积烧伤气管切开患者肺部感染的预防护理［J］. 中国美容医学，2012，21（14）：495－496.

[16] 陈琦，沈光裕.悬浮床在大面积烧伤病人辅助治疗中的应用［J］.海 南医学，2010，21（20）：139－141.

[17] 祝红娟，王淑君，李方容，等.大面积烧伤患者使用翻身床的安全管 理［J］.中华护理杂志，2014，49（1）：16－19.

[18] 卫伟，夏照帆.烧伤患者的呼吸支持治疗［J］.中华烧伤杂志，2006， 22（5）：391－394.

[19] 史敏超.红光治疗仪原理及常见故障维修［J］.医疗装备，2009，22 （10）：75－76.

[20] 陈康.血气分析仪结构原理及其进展［J］.医疗卫生装备，2006，27 （11）：67－69.

[21] 王欣然，贾建国.CRRT实践操作教程［M］.2版.北京：人民军医出 版社，2014.

[22] 王志刚.血液净化学［M］.3版.北京：北京科学技术出版社，2013.

[23] The management of diabetic foot ulcers through optimal off-loading building consensus guidelines and practical recommendations to improve outcomes. J Am Podiatr Med Assoc. 2014 Nov；104（6）：555－567.

[24] 郝岱峰，冯光.创面修复外科住院医师手册［M］.北京：金盾出版 社，2015.

[25] 汪仕良，尤忠义，余斌，等.烧伤后肠源性高代谢研究［J］.肠外与 肠内营养，2005.12（1）：24－28.

[26] 徐世伟，汪仕良，黎介寿，等.早期肠内营养减轻烧伤后内脏自由基 损害的效应［J］.肠外与肠内营养，2005，12（1）：33－36.

[27] 周敏，黄建琼，吴直惠，等.大面积烧伤患者营养护理［J］.华西医 学，2010，25（7）：1249－1251

[28] 夏哲远，孔悦，殷婷婷，等.烧伤患者伤残接受度及心理弹性对创伤 后应激障碍发生的影响［J］.中华护理杂志，2014，49（9）：1035－ 1039.

[29] 程华，李孝建，李瑞俊.重度烧伤患者应激障碍的影响因素分析［J］. 现代医院，2013，13（4）：6－9.

[30] 王雪，张国惠，唐永利.意外创伤截肢患者创伤后成长体验的质性研

究 [J]. 护理学杂志, 2015, 30 (6): 89 - 91.

[31] 祝红娟, 王淑君, 吴娜娜, 等. 烧伤患儿家长创伤后成长的调查 [J]. 中华现代护理杂志, 2014, 20 (23): 2903 - 2906.

[32] 祝凤叶, 王忆红, 何华. 成人中重度烧伤早期焦虑抑郁及相关因素分析 [J]. 中国健康心理学杂志. 2012. 5 (20): 675 - 677.

[33] 柏玛丽, 陶丽. 截肢病人术前后的心理护理 [J]. 哈尔滨医药, 2013, 33 (3): 252.

[34] 何梅, 覃霞, 成军, 等. 烧伤患者抑郁情绪障碍发病特点的研究 [J]. 第三军医大学学报. 2008, 14 (7) 1371 - 1373.

[35] 郭利利, 姜亚芳, 余丽君. 对烧伤晚期患者焦虑情绪发生情况的调查研究 [J]. 实用护理杂志, 2001, 17 (5): 58 - 59.

[36] 翟建霞, 蒋红, 吴菁, 等. 严重烧伤患者创伤后成长的质性研究 [J]. 中华护理杂志, 2011, 46 (7): 694 - 696.

[37] 徐华. 成人重度烧伤后焦虑和抑郁状况分析及心理护理干预 [J]. 护理实践与研究, 2010. 7 (9): 7 - 9.

[38] 马鸿雁, 宋继丹, 王会, 等. 严重创伤患者情绪障碍的原因及护理对策 [J]. 吉林医学, 2009, 30 (8): 691 - 692.

[39] 阮晶晶, 吴红, 谢卫国. 同伴教育在严重烧伤患者康复中的应用 [J]. 中华损伤与修复杂志 (电子版), 2016, 11 (4): 316 - 318.

[40] 黄跃生. 烧伤外科学 [M]. 北京: 科学技术文献出版社, 2010.

[41] 陈英华, 傅洁洁, 李睿明, 等. 优质护理实施述评 [J]. 中国实用护理杂志, 2014, 30 (28): 43 - 46.

[42] 李开芬, 孙秀华, 张家琼. 健康教育在烧伤科的应用 [J]. 川北医学院学报, 2001, 16 (2): 97 - 98.

[43] 张丽平, 刘文军. 健康教育在烧伤患者中的应用 [J]. 吉林医学, 2012, 33 (9): 2005 - 2006.

[44] 魏雅静. 健康教育在烧伤患者护理中的应用效果分析 [J]. 护理研究, 2015, 3: 528.

[45] 陈光红, 吴芳, 禹红. 健康教育在烧伤患者康复过程中的应用 [J]. 中国医药指南, 2012, 10 (35): 395.

[46] 王淑君. 烧伤护理冻伤护理 300 问 [M]. 北京: 科学技术文献出版社, 2004.

[47] 申传安, 张修丽. 烧伤预防 [M]. 北京: 人民军医出版社, 2015.